HEIKE HÖFLER

Gesunde Venen, schöne Beine

Beschwerden natürlich und aktiv behandeln
Das Gefäßtraining für den Alltag

2. Auflage

humboldt

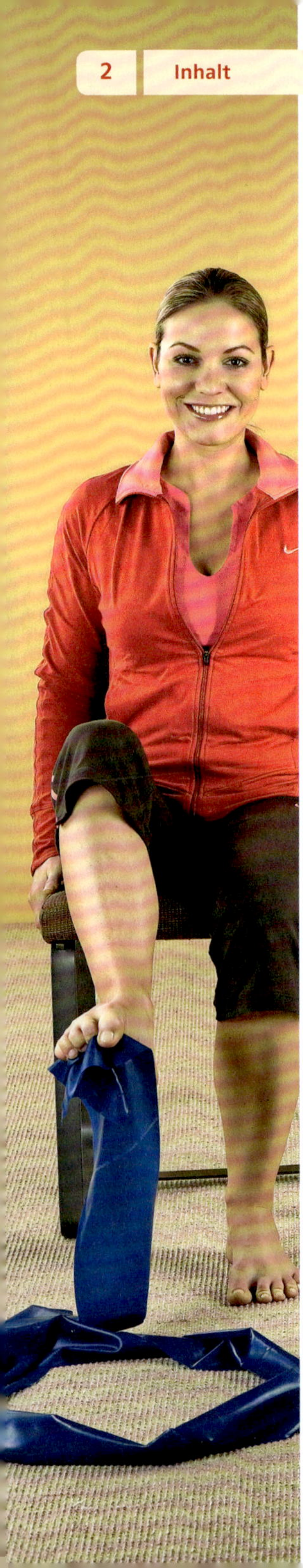

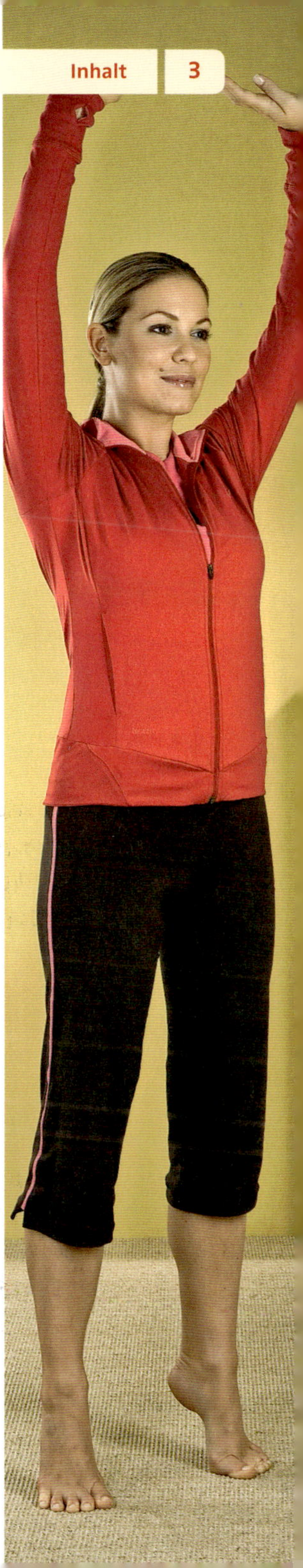

GELEITWORT DER DEUTSCHEN VENEN-LIGA E. V.

Liebe Leserinnen, liebe Leser,

seit meinem 15. Lebensjahr hatte ich immer wieder Probleme mit Krampfadern und Besenreisern. Ich fühlte mich enorm eingeschränkt und traute mich kaum, einen Rock anzuziehen. Später als Schlagersängerin des Duos Cindy & Bert belasteten tausende stundenlange Bühnenauftritte meine Venen zusätzlich. Meine Beine schwollen an, ich hielt es kaum in meinen Schuhen aus. Eine jahrelange schmerzvolle Odyssee lag hinter mir, als ich endlich den Weg in eine spezialisierte Venenklinik fand – denn es war damals nicht so leicht wie heute, schnell Hilfe zu erhalten. Heute bekomme ich für meine gesunden und schönen Beine so viele Komplimente wie nie.

Mehrere Millionen Menschen in Deutschland benötigen Hilfe bei Venenleiden. Bundesweit kümmern sich Spezialisten um eine möglichst schonende Heilung. Sehr gern gebe auch ich mein Wissen an Sie und alle Interessierte oder Betroffene weiter – das ist meine Aufgabe als Schirmherrin der Deutschen Venen-Liga, einer der größten gemeinnützigen Patientenorganisationen in Deutschland im Kampf gegen die Volkskrankheit Venenleiden.

Unsere wichtigsten Botschaften finden Sie in diesem Ratgeber: Sie lernen, was Sie selbst tun können, um Ihre Venen gesund

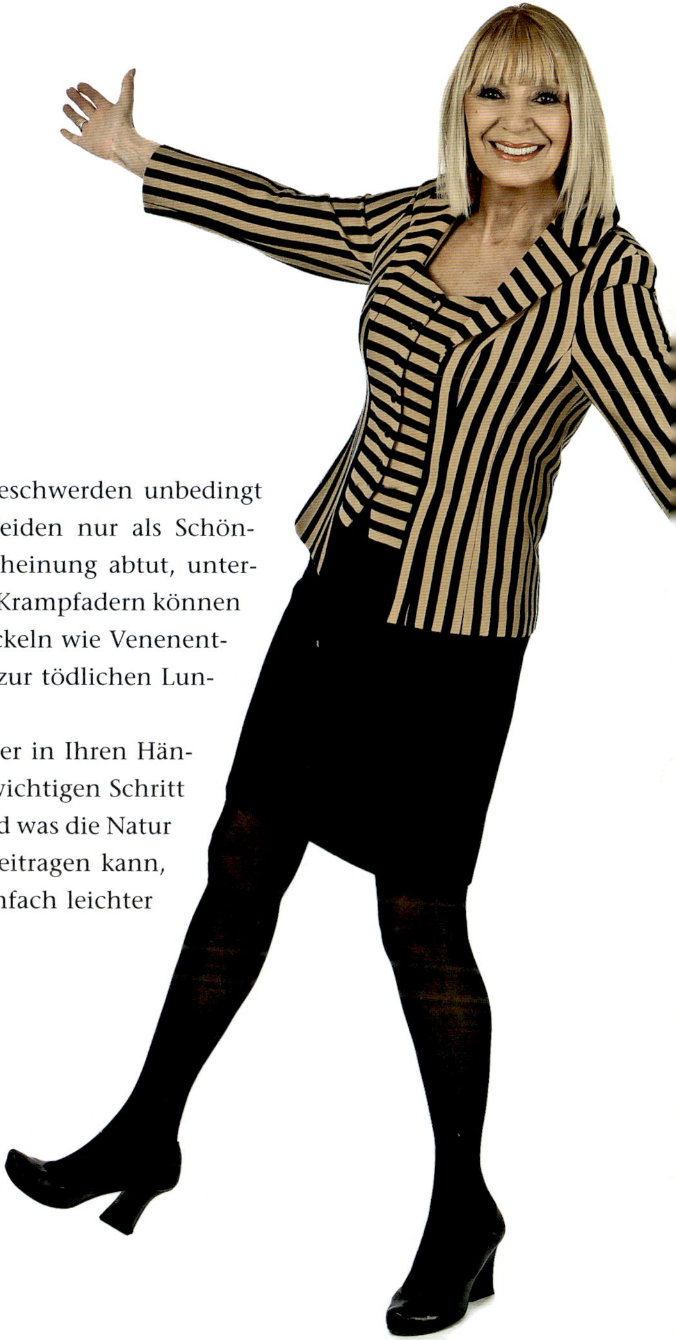

zu erhalten, und worauf Sie bei Beschwerden unbedingt achten sollten. Denn wer Venenleiden nur als Schönheitsmakel oder lästige Begleiterscheinung abtut, unterschätzt ihr Gefahrenpotential. Aus Krampfadern können sich kritische Erkrankungen entwickeln wie Venenentzündung oder Thrombose bis hin zur tödlichen Lungenembolie.

Schon indem Sie diesen Ratgeber in Ihren Händen halten, haben Sie den ersten wichtigen Schritt getan. Lernen Sie, was zu tun ist und was die Natur zur Gesundheit Ihrer Beinvenen beitragen kann, denn gesunde Beine tragen uns einfach leichter durchs Leben.

In diesem Sinne
Ihre

Cindy Berger
Schirmherrin der
Deutschen Venen-Liga e. V.

VORWORT

Liebe Leserin, lieber Leser,

in diesem Buch finden Sie die besten Tipps, um Ihre Venen gesund, elastisch und funktionstüchtig zu erhalten sowie schon geschwächte, ausgeleierte Venen zu aktivieren und günstig zu beeinflussen. Dabei ist es wichtig zu wissen, dass sich elastische Venen nicht nur auf das Blutsystem positiv auswirken, sondern auch auf Herz und Kreislauf.

Sie selbst können sehr viel für ein funktionstüchtiges Gefäßsystem und somit für Venen, Herz und Kreislauf tun. Bei erblicher Vorbelastung sollten Sie schon früh Vorkehrungen treffen. Bei bestehenden Venenproblemen bzw. schweren Beinen können Sie den chronischen Verlauf der Venenschwäche stoppen. Aber auch bei schon bestehenden Venenproblemen profitieren Sie, wenn Sie selbst für sich Verantwortung übernehmen. Je mehr Informationen Sie sich zu diesem Thema aneignen und je aktiver Sie die Tipps in diesem Buch umsetzen, desto gesünder bleibt Ihr Venensystem. All die Tipps, die in diesem Buch aufgeführt sind, ergänzen die Behandlung des Arztes und sorgen für Ihr Wohlbefinden.

Dieses Buch zeigt Ihnen, wie Sie bei vorhandenen Leiden lindernd einwirken können, um den Blutrückfluss zu unterstützen und die belasteten Venen zu entlasten und zu entstauen. Eine der wichtigsten Einrichtungen, um diese Arbeit zu verrichten, ist die Muskelpumpe der Waden und der Sprunggelenke. Durch die Anregung des Blutrückstroms können auch Ablagerungen an den Veneninnenwänden verringert werden, sodass es weniger zu Verkalkungen und Verklebungen kommt.

Ich möchte Ihnen Mut machen, selbst aktiv zu werden und etwas gegen Venenprobleme zu unternehmen – aber nicht erst dann, wenn bereits starke Schäden bestehen, sondern schon frühzeitig, um so manches Leiden zu verhindern. Auch nach Venenoperationen sind die in diesem Ratgeber beschriebenen Übungen eine wertvolle Vorbeugemaßnahme, um ein Entstehen von neuen Krampfadern und weiteren Venenleiden zu vermeiden. Bei regelmäßigem Training bewirken die abwechslungsreichen Übungen straffe und schöne Beine. Viele der Übungen tragen außerdem zur Kräftigung der Gesäßmuskulatur bei und sind sehr wirksam gegen Zellulite.

Mit den Übungen und Tipps unterstützen Sie übrigens nicht nur die Venenwände und den Blutfluss in den Venen, sondern auch Herz und Kreislauf: Klinische Versuche wiesen nach, dass sich spezielle Venenübungen sehr vorteilhaft auf die geschwächten Venen auswirken und den Krankheitsverlauf günstig beeinflussen. Durch die Übungen kann sich laut Studien der Beinfluss in den Beinvenen verzehnfachen – ein Grund mehr, noch heute anzufangen.

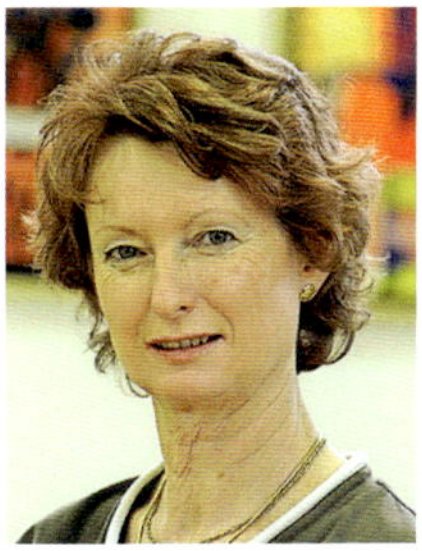

Ihre
Heike Höfler

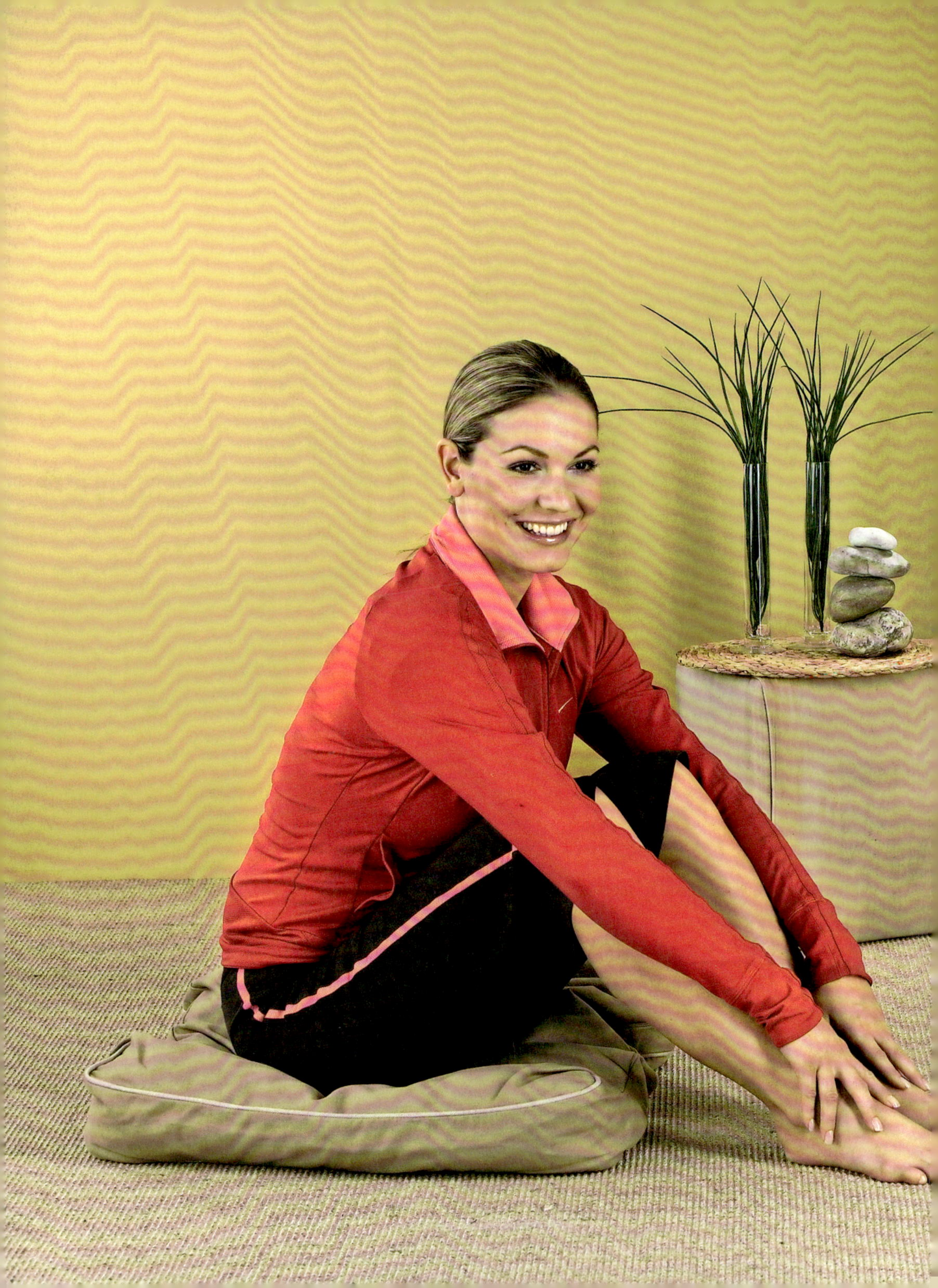

VENEN – DAS SOLLTEN SIE WISSEN

Krampfadern, Venenentzündung, Thrombose: Von Venenleiden sind Hunderttausende Menschen in Deutschland betroffen. Lesen Sie im folgenden Kapitel über die Ursachen und Auswirkungen von Venenleiden. Auch wie Sie erste Symptome richtig deuten und ernsthaften Erkrankungen vorbeugen, erfahren Sie in diesem Kapitel.

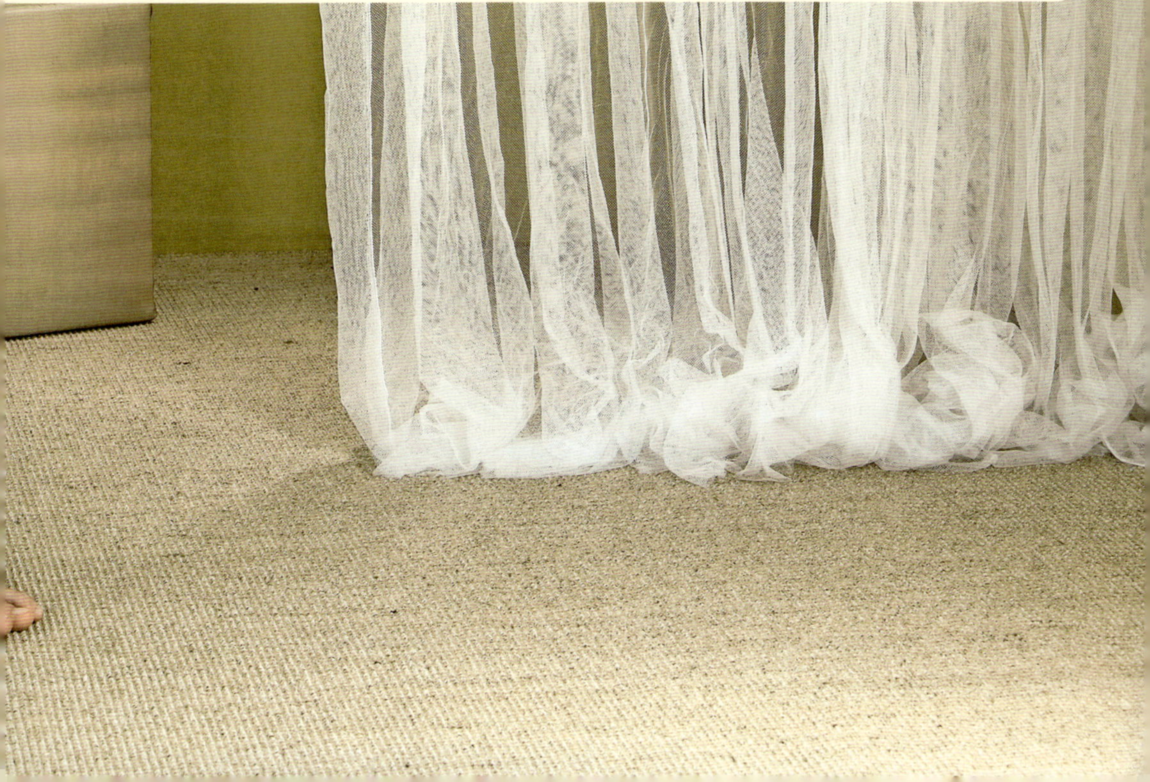

Schwache Venen sind kein unabwendbares Schicksal

!

Venenprobleme sind in der zweiten Lebenshälfte weit verbreitet.

Während die Menschen der noch natürlich lebenden Völker kaum unter Venenproblemen leiden, weisen allein in Deutschland ungefähr 27 Millionen Menschen krankhafte Veränderungen den Beinvenen auf – davon über fünf Millionen im fortgeschrittenen Stadium! Die Deutsche Venen-Liga gab in ihrer Zeitschrift „Venenspiegel“ bekannt, dass in Deutschland 80.000 Menschen mit einem offenen Bein oder den Folgezuständen leben. Kaum zu glauben: 2500 Menschen gehen wegen eines Venenleidens jährlich in Rente.

Eine geschwächte Venenfunktion und ein gestörter Rückfluss des Blutes zum Herzen hin beginnt meistens mit schweren, müden Beinen, die infolge von Flüssigkeitsansammlungen anschwellen können und ein unangenehmes Spannungsgefühl entstehen lassen. Schon bald können auch Juckreiz, unruhige Beine, Fuß- und Wadenkrämpfe die Betroffenen plagen.

Häufig schreitet die geschwächte Venenfunktion unbemerkt fort, bis es zu einem Energiestau im eigenen System kommt, bei dem das Blut nicht in angemessener Zeit zum Herzen zurückfließt. Es ist wie bei einem Fluss: Wird er gebremst, kommt es zu Stauungen und Überlastungen. So auch bei den Venen. Die Venenklappen schließen dann nicht mehr richtig, und das Blut versackt in den Beinen. Mit der Zeit überdehnen sich die Venenwände, erschlaffen, leiern aus und werden porös.

Stauungen und Schwellungen sind immer Wegbereiter für Krankheiten. Der Blutrückstau drückt auf die Venenwände, die dadurch durchlässiger werden. Durch die Wassereinlagerungen können Ödeme, Schmerzen und sogar offene Beine entstehen. All dies hängt mit der Fließgeschwindigkeit des Blutes zusammen. Je langsamer das Blut durch die Venen fließt, desto schneller kann es verklumpen und sich eher ein Blutgerinnsel bilden, das sogar zur Thrombose führen kann. Je mehr sich die Venenwände weiten, umso langsamer fließt das Blut in Richtung Herzen. Die Venen schaffen es dann nur noch schwer, das verbrauchte, sauerstoffarme, abfallreiche Blut in Richtung Herz zurückzupumpen.

!

Geschwächte Venen bleiben oft lange unbemerkt.

Venenschwäche ist jedoch zum Glück kein unausweichliches Schicksal, denn Sie können einiges dagegen tun. Je früher Sie mit vorbeugenden Maßnahmen beginnen und gezielte Übungen in Ihren Tagesablauf einbauen, desto eher und besser bekommen Sie das Problem in den Griff.

Auch wenn bei Ihnen bereits Krampfadern, also krankhafte Erweiterungen von Venen, erkennbar sind, können Sie aktiv werden. Setzen Sie alles daran, dass sich das Leiden nicht verschlimmert, um ein Fortschreiten der Beschwerden wie eine Thrombose – so nennt man eine Verstopfung bzw. einen Verschluss von Blutgefäßen durch Blutgerinnsel – oder gar einen nicht wiedergutzumachenden Schaden zu verhindern.

Besondere Risikofaktoren

Frauen, die die Antibabypille einnehmen, vor allem wenn sie zusätzlich rauchen, sind besonders gefährdet, desgleichen Frauen während einer Schwangerschaft, da die Hormone Östrogen und Gestagen ein Lockerwerden des Gewebes bewirken. Dadurch werden die Venenwände nachgiebiger, und die Venen können sehr viel mehr Blut aufnehmen. Die vermehrte Venendehnbarkeit, die erhöhte Gesamtblutmenge im Körper der werdenden Mutter sowie der Druck der wachsenden Gebärmutter auf die großen Beckenvenen führt bei 75 Prozent aller Schwangeren zu Besenreisern und Krampfadern. Bei ungünstigen Bedingungen – und dazu zählt langes, unbewegliches Sitzen – kann es leicht zu einer Venenentzündung oder gar einer Thrombose kommen.

!

Die Hormone Östrogen und Gestagen bewirken ein Lockerwerden des Gewebes.

Das Gleiche gilt überall dort, wo Sie über lange Zeit auf engstem Raum sitzen, also selbst auf Zug-, Bus- oder Autoreisen: Der

ADAC warnt, dass lange Autofahrten ohne ausreichende Bewegungspausen das Thromboserisiko erhöhen. Erschwerend ist die Situation natürlich in den Sommermonaten, wenn Sie lange im Stau stehen und die Sonne heiß auf das Autodach herunterbrennt.

!

Wer lange im Flugzeug sitzt, sollte einer Flugthrombose vorbeugen.

Vor allem Langstreckenflüge belasten die Venen. Manche Passagiere erlitten schon gefährliche Durchblutungsstörungen, das sogenannte „Touristenklasse-Syndrom“. Ursachen sind die enorm eingeschränkte Beinfreiheit, langes, inaktives Sitzen und das Abknicken der in den Kniekehlen verlaufenden Venen. Hinzu kommt eine meist ungünstige Sitzhaltung. Dadurch kann sich in den tiefer liegenden Beinvenen das Blut stauen, der Blutrückfluss zum Herzen wird langsamer, sodass das Blut zu dick und zähflüssig wird und zur Gerinnung neigt. Jetzt können sich besonders leicht Blutgerinnsel in den Bein- und Beckenvenen bilden. Im schlimmsten Fall kann sich das Gerinnsel beim Aufstehen lösen, in die Lunge wandern und dort eine lebensbedrohende Embolie auslösen. Hat sich ein Blutpfropf in den tiefer liegenden Venen gebildet, werden auch die an der Hautoberfläche liegenden Venen deutlich sichtbar, da der Blutfluss jetzt durch sie geleitet wird.

Flugthrombose: Wie Sie vorbeugen können

- Achten Sie auf ausreichende Flüssigkeitszufuhr vor und während der Reise, da dadurch das Blut flüssiger gehalten wird. Am besten sind Wasser und Zitronensaft (jüngste Erkenntnisse besagen, dass das Polyphenol ungespritzter Zitronen die Blutzirkulation in den Adern fördert). Alkohol und Kaffee sollten Sie unbedingt meiden.
- Achten Sie außerdem während des Fluges auf eine leichte Kost, die den Organismus nicht belastet.
- Wenn Sie schon vor dem Flug Venenprobleme haben, tragen Sie Stütz- oder Kompressionsstrümpfe, die einen gesunden Druck auf die Venen ausüben.

Was Ihre Venen schwächen kann

Arterien- und Venenprobleme gelten heute als häufigste Zivilisationskrankheit, wobei die Krampfadern dominieren. Durchblutungsstörungen sind die Folge ungünstiger Einflüsse unserer Industriegesellschaft: Ganz vorne stehen hier zu wenig oder einseitige Bewegung sowie eine ungesunde Ernährungsweise. Dazu lesen Sie später mehr.

Der aufrechte Gang begünstigt Krampfadern

Den Gang des Menschen auf seinen zwei Beinen sehen viele als Hauptursache für das Auftreten von Krampfadern an. Der Mensch ist zwar das einzige Säugetier mit aufrechtem Gang, doch nicht nur Rückenschmerzen, sondern auch Venenprobleme sind der Preis, den wir dafür bezahlen, wenn wir nicht für Ausgleich sorgen. Interessanterweise gibt es im ganzen Tierreich kein den menschlichen Krampfadern ähnliches Krankheitsbild. Der aufrechte Gang des Menschen führte unweigerlich zu einer Veränderung der Durchblutungsverhältnisse, wirkt doch die Schwerkraft dem venösen Blutkreislauf aus den Beinen zum Herzen entgegen. Deshalb nutzen Sie jede Möglichkeit, die Beine hochzulegen!

> **!**
> Eine Folge des aufrechten Gangs: Krampfadern.

Hormone lockern das Gewebe

Frauen sind in der Regel etwas anfälliger für Venenleiden als Männer. Dies liegt vor allem an den Hormonschwankungen, denen Frauen mehr ausgesetzt sind. In der Schwangerschaft führen Hormone im Allgemeinen zu einer Auflockerung des Gewebes, und die Venenwände werden noch nachgiebiger und können sehr viel mehr Blut aufnehmen. Das Blutvolumen ist in dieser Zeit ohnehin größer. Aber auch die Antibabypille, die die Kombination Östrogen und Gestagen enthält, bewirkt, wie Sie bereits gelesen haben, eine Venenerweiterung und begünstigt dadurch die Bildung von Krampfadern und sogar die Entstehung einer

> **!**
> Frauen sind für Venenleiden etwas anfälliger als Männer.

Thrombose. Die sogenannte Mikropille, die vergleichsweise weniger Hormone enthält, gilt als risikoärmer.

Weitere Faktoren, die den Venen nicht guttun

Schädlich wirken immer auch beengende Kleidung, einschnürende (Knie-)Strümpfe sowie hohe Schuhe, denn hohe Absätze bewirken, dass das Sprunggelenk und die Wadenmuskelpumpe nicht mehr richtig arbeiten können. Aber es kann jeden treffen: Unsere Zivilisation hat viele Bedingungen geschaffen, die unseren Venen nicht guttun: Das viele Sitzen, stundenlanges Stehen auf beengtem Raum in meist ungünstiger Haltung, aber auch oberflächliches Atmen sind äußerst schädlich für die Venen. Lange Bewegungslosigkeit der Beine führt so gut wie immer zu Durchblutungsstörungen der unteren Extremitäten. Nicht nur lange Autofahrten oder Flugreisen sind kontraproduktiv, auch nach längerer Bettruhe oder nach Operationen lässt die Kreislauftätigkeit nach, und der Blutfluss wird langsamer. Dies bedeutet immer Gefahr für die Venen. Auch der Darm kann eine Ursache für Venenprobleme darstellen. Ist er überfüllt, kann er die großen Venen im Unterleib abdrücken. Deshalb gilt eine ballaststoffreiche Ernährung als vorbeugende Maßnahme gegen das Entstehen von Krampfadern.

!

Unser modernes Leben hat zahlreiche Bedingungen geschaffen, die den Venen nicht guttun.

Auf die ersten Anzeichen achten

Beachten Sie frühe Warnsignale von Venenschwäche: Das sind ein vor allem abendliches Schwere- und Spannungsgefühl in den Waden oder im Knöchelbereich bzw. um die Sprunggelenke, bleierne Schwere oder Jucken in den Beinen, bläulichrote Äderchen an den Fesseln, manchmal auch am Oberschenkel, oder geschlängelte blaue Adern im Wadenbereich.

Besenreiser, Krampfadern und Wadenkrämpfe gehören zu den ersten Anzeichen von Venenschwäche, die Sie auf alle Fälle beachten sollten. Das ist der richtige Zeitpunkt, etwas zu tun, um ein Fortschreiten der Beschwerden unbedingt zu vermeiden und Schäden zu verhindern, die nicht wiedergutzumachen sind. Denn bereits in diesem Anfangsstadium ist der Rückstrom des Blutes zum Herzen in irgendeiner Form gestört. Früherkennung und die rechtzeitige Behandlung sind von unschätzbarem Wert, denn Venenschwäche und Krampfaderleiden unterliegen einem chronischen Verlauf: Beide Krankheitsbilder entwickeln sich nur langsam und verschlimmern sich, wenn Sie nichts dagegen unternehmen.

!

Scheinbar harmlose Erscheinungen wie Besenreiser können Anzeichen von Venenschwäche sein.

Reagieren Sie frühzeitig
Früher wurde das Krampfaderleiden häufig nur als Schönheitsfehler betrachtet und blieb infolgedessen unbeachtet, jedoch kam es so gut wie immer nach einer gewissen Zeit zu behandlungsbedürftigen Venenerkrankungen. Das können Sie vermeiden! Versäumen Sie nicht, etwas dagegen zu tun, denn wenn das Leiden unbehandelt bleibt, schreitet es fast immer fort: Es bilden sich weitere Krampfadern, die die bestehenden Störungen noch verstärken.

Unser Blutkreislauf – der Weg des Blutes durch unseren Körper

Der menschliche Blutkreislauf besteht aus drei Gefäßsystemen:

- **Die Arterien:** Sie führen das Blut vom Herzen zu den Organen und den Geweben.
- **Die Venen:** Sie leiten verbrauchtes Blut von den Körperorganen und der Körperperipherie zum Herzen zurück.
- **Das Lymphsystem:** Die Lymphe ist für den Stoffaustausch der Gewebe von großer Bedeutung, daneben hat sie eine Reinigungs- und Schutzfunktion.

!

Der menschliche Körper hat drei Gefäßsysteme, die eng miteinander verbunden sind.

Diese „Lebensadern“ durchziehen unseren Körper und stehen in engster Verbindung miteinander. Ihre Funktionen sind jedoch von unterschiedlicher Natur. Jeder erwachsene normalgewichtige Mensch hat ungefähr ein Blutvolumen von acht Prozent seines Körpergewichts. Das heißt, wenn Sie ca. 70 Kilo wiegen, pumpt Ihr Herz ohne Pause ständig etwa fünfeinhalb Liter Blut durch Ihren Körper. Der Motor dafür ist Ihr Herz, eine Art Saug- und Druckpumpe, die ein Leben lang das aus den Lungen kommende sauerstoffreiche Blut durch die Arterien pumpt. Das Blut wird zu allen Organen, Geweben und entfernt gelegenen Zellen getrieben. Dabei verzweigen sich die Gefäße immer mehr und werden immer dünner, bis das Blut schließlich in die äußerst dünnen Kapillargefäße gelangt, wo es Sauerstoff und Nährstoffe an die Zellflüssigkeit im Gewebe abgibt sowie Abfall- und Schlackenstoffe zusammen mit dem Kohlendioxid aufnimmt. An den Enden der Kapillaren nehmen die feinen Venengefäße, die soge-

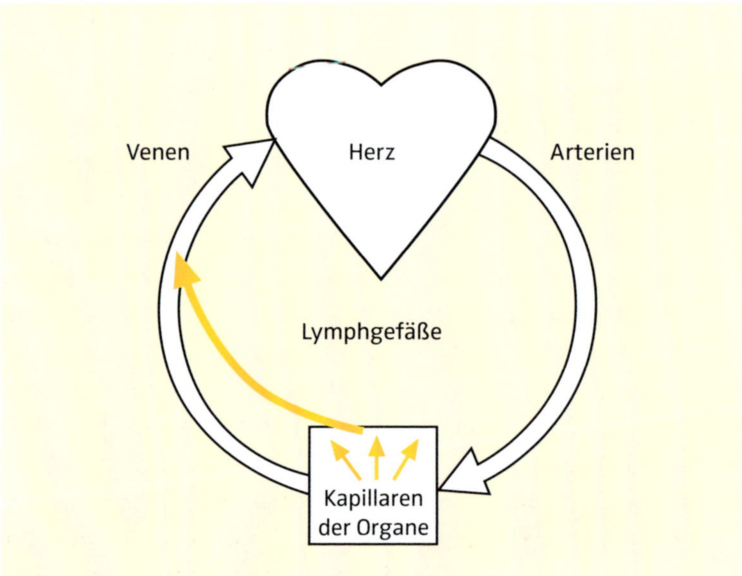

Stark vereinfachtes Schema des Kreislaufsystems: Die weißen Pfeile zeigen die Strömungsrichtung des Blutes in den Arterien und Venen. Die Arterien führen das Blut vom Herzen weg, die Venen leiten es zum Herzen hin. Die gelben Pfeile zeigen die Richtung des Lymphstroms. Die Lymphe fließt aus dem Kapillarbett in die Venen.

nannten Venolen, das verbrauchte Blut auf und leiten es über immer dickere Venen zur rechten Herzhälfte zurück, von der es dann zur erneuten Sauerstoffaufnahme in die Lunge und zurück zur linken Herzhälfte geleitet wird.

Die Zirkulation des Blutes im Körper

Die Arterien sind im Gegensatz zu den Venen dickwandig, kräftig und mit einem starken Muskelmantel ausgekleidet. Dies ist wichtig, denn sie müssen bei jedem Herzschlag einen hohen Druck aushalten. Der wellenförmige Blutdruckpuls kann an bestimmten Körperstellen getastet und der Blutdruck gemessen werden. Während sich nur etwa 20 Prozent unseres Blutes in den Arterien befinden, nehmen die Venen 80 Prozent auf. Durch ihre enorme Dehnbarkeit stellen sie auch ein Speicherorgan für das Blut dar.

!

Arterien sind dickwandiger als Venen, da sie einen hohen Druck aushalten müssen.

Außerdem reguliert das Venensystem die Körpertemperatur (Thermoregulation). Bei heißen Temperaturen erweitern sich die Blutgefäße, was wiederum dazu führt, dass sich die zirkulierende Blutmenge vergrößert, sodass mehr Wärme abgegeben werden kann. Bei Menschen mit Venenproblemen kann es dadurch zu einem Kreislaufkollaps oder einer Venenthrombose kommen. Dagegen bewirken Kälte und Kühlung ein Zusammenziehen der Blutgefäße, was zu einer deutlichen Verminderung der gespeicherten Blutmenge führt.

Wie bereits erwähnt, ist das Blut vor allem für den Sauerstoff- und Nährstofftransport verantwortlich, aber auch für die Beseitigung von Schlacken und Abfallstoffen. Deshalb ist es äußerst wichtig, dass es flüssig bleibt. Kommt es zu Ablagerungen in den Blutgefäßen, einer Gefäßverkalkung, auch Arteriosklerose genannt, führt dies unweigerlich zu einem Sauerstoff- und Nährstoffmangel im Gewebe, weil nur noch wenige rote Blutkörperchen durchkommen. Die Blutkörperchen, die sich hier stauen, werden dann unelastischer und verklumpen zusammen mit Eiweißstoffen. Das Blut wird dicker und damit zähflüssiger.

Es kommt zu Durchblutungsstörungen sowie zur Blutunterversorgung der Gewebe und Organe. Wasser sammelt sich im Gewebe an, und die Beine werden sichtbar dick und fühlbar schwer. Auch die Blutgefäße sind dem natürlichen Alterungsprozess unterworfen. Mit den Jahren degenerieren sie, leiern aus und verkalken. Aktive Übungen sowie bewusste Pflege wirken diesem Prozess entgegen.

Wenn Sie bedenken, dass durch die Blutzirkulation im Körper die Venen täglich die stattliche Menge von rund 7000 Litern Blut von den Füßen zum Herzen pumpen müssen, wird klar, wie wichtig deren Funktionstüchtigkeit ist. Wir sollten sie unbedingt aufrechterhalten!

Aufbau und Arbeitsweise der Venen

!

Man unterscheidet oberflächliche, tiefe und verbindende Venen.

Die Venen bestehen aus einem Geflecht von oberflächlichen, tiefen und verbindenden Venen. In der Tiefe des Venensystems werden etwa 90 Prozent der venösen Gesamtblutmenge zurücktransportiert.

- Die **tiefen Venen** sind in die Wadenmuskulatur eingebettet und werden durch die Muskelpumpe beim Gehen ausgedrückt. Dies erzeugt einen Sog zu den oberflächlichen Venen, die dann sozusagen „leergesaugt" werden.
- Die **oberflächlichen Hautvenen** liegen außerhalb der stützenden Muskulatur im Unterhautfettgewebe und versorgen die oberflächlichen Hautschichten.
- Die **Verbindungsvenen** verbinden die tiefen mit den oberflächlichen Venen. Das venöse Blut des oberflächlichen Systems fließt über die Verbindungsvenen in das tiefe Venensystem und von dort über die untere Hohlvene zum rechten Herzen zurück.

Wie Krampfadern entstehen

Eine Krampfader ist eine Ausdehnung oder Aussackung einer oberflächlichen Vene dicht unter der Haut. Da eine Vene dünne, elastische Wände hat und nur über eine geringe eigene, und zwar glatte Muskulatur verfügt, ist für sie der umgebende Halt des Bindegewebes wichtig. Erweitern sich die Venenwände, werden auch ihre Muskelwände ausgedünnt. Da sich die Vene nicht mehr aus eigener Kraft verengen kann, wird sie immer weiter und füllt sich immer mehr mit Blut. So entsteht oft eine geschlängelte Krummader.

!

Eine Krampfader ist eine Ausdehnung oder Aussackung einer oberflächlichen Vene.

Die Transporthilfen der tiefen und oberflächlichen Venen sind die Venenklappen. Diese sorgen dafür, dass das Blut nur nach oben in Richtung Herz und nicht mehr zurückfließen kann. Bei weiten, gestauten Venen jedoch werden die Taschenklappen immer verschlussunfähiger und damit auch funktionsuntüchtiger. In der erweiterten Vene fließt das Blut nur noch langsam. Wie bei einem Fluss können sich dadurch mehr „Schlamm und Abfallstoffe" ablagern als bei einer schnelleren Fließgeschwindigkeit.

Was den venösen Blutfluss „antreibt"

Damit das venöse Blut zirkuliert, müssen verschiedene Faktoren gegeben sein und zusammenarbeiten.

!

Damit das venöse Blut zirkulieren kann, müssen mehrere Faktoren gegeben sein.

- **Der Restdruck aus dem arteriellen Gefäßsystem:** Im Venensystem besteht noch ein von der Herztätigkeit ausgehender Restdruck. Dieser ist aber sehr gering und reicht nicht aus, um das Blut nach oben – gegen die Schwerkraft – zu transportieren.
- **Die Arterienpumpe:** Die vom Herzen kommende arterielle Druckwelle wird von der sich ausdehnenden Arterie auf die neben ihr liegenden Venen übertragen und drückt diese von außen zusammen.
- **Die Venenklappen:** Ähnlich wie Ventilklappen oder Schleusentore verhindern sie an den inneren Venenwänden, dass

das Blut wieder zurückfließt. Sie gewährleisten den Blutstrom entgegen der Schwerkraft in Richtung Herz zum einen bei Druckpausen, zum anderen auch bei Gegendruck (etwa beim Anspannen der Bauchmuskulatur, beim Husten, Niesen oder beim Pressen des Stuhlgangs, aber auch, wenn beispielsweise am Ende einer Schwangerschaft ein großer Überdruck im Bauchraum herrscht). Diese kleinen Segel oder Schleusentore befördern das Blut von Abschnitt zu Abschnitt bis zum Herzen, vergleichbar mit der Funktionsweise eines Förderbands mit Schaufeln. Funktionieren die Klappen nicht mehr richtig, kommt es zu Stauungen und Durchblutungsstörungen.

In den Venen der Extremitäten befinden sich Venenklappen. Der Blutrückfluss wird durch die Skelettmuskelpumpe unterstützt.

Venenklappen und Muskelpumpe

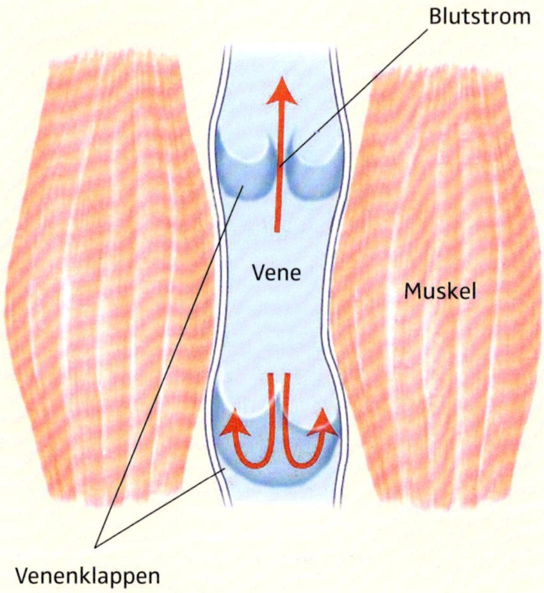

- **Die Atem- bzw. Zwerchfellpumpe:** Die Atempumpe wirkt durch die gegenläufigen Druckschwankungen im Brust- und Bauchraum wie eine Saug-Druckpumpe. Während der Einatmung senkt sich das Zwerchfell und drückt die Baucheingeweide zusammen. Gleichzeitig werden die Bauch- und Beckenvenen entsprechend ausgepresst. Hinzu kommt, dass der Druck im Brustkorb sinkt, wodurch das Blut aus dem Bauchraum in die Venen des Brustkorbs gesaugt wird. Während der Ausatmung kommt es zu einer gegengleichen Druckveränderung im Brust- und Bauchraum: Das Zwerchfell steigt wieder nach oben, wodurch der Druck auf die Bauch- und Beckenvenen abnimmt und außerdem ein Überdruck im Brustkorb entsteht. Dadurch wird der Blutstrom aus den tiefen Beinvenen in die Becken- und Bauchvenen sowie aus der oberen Hohlvene in die rechte Herzhälfte gefördert.

Die Muskelpumpe

Die Muskelpumpe ist eine der wichtigsten Hilfsinstrumente für den Transport des Venenbluts, zudem verstärkt sie den Lymphfluss. Sie setzt sich aus der Fußsohlen-, der Sprunggelenk- sowie der Wadenmuskelpumpe zusammen. Aus diesem Grund werden die Beinvenen auch das „periphere Herz" genannt. Durch die Kontraktionen der Wadenmuskeln entsteht ein Pump-Saug-Mechanismus:

- **Die Fußsohlenpumpe** wirkt durch das Auftreten und Abrollen des Fußes auf die Blutgefäße in der Fußsohle entleerend.
- **Die Sprunggelenkpumpe** wirkt durch das kräftige Auf-und-ab-Bewegen des Vorfußes im Sprunggelenk (An- und Entspannen der Wadenmuskulatur) auf die Venengeflechte des Knöchelbereichs entstauend.
- **Der Wadenmuskelpumpe** kommt die bedeutendste venöse Transportkraft zu. Wenn sich die Muskeln der Waden zusammenziehen, drücken sie die zwischen ihnen verlaufenden tie-

> **!**
> Die Muskelpumpe ist wichtig, um das venöse Blut wieder zum Herzen zurückzutransportieren.

fen Leitvenen zusammen. Das Blut wird dank der Venenklappen herzwärts gepresst. Dadurch kommt es zu einem Druckabfall in den entleerten Venen und es entsteht ein Sog auf die oberflächlichen Venen, aber auch auf die weiter fußwärts gelegenen tiefen Venen. In der Muskelentspannungsphase füllen sich die leer gepressten Venen wieder.

Auch die Fußsohle enthält Blutgefäße, die zusammengepresst werden und so das venöse Blut von ganz unten nach oben befördern können. Neben speziellen Fußübungen ist das Barfußlaufen ein äußerst empfehlenswertes Training (siehe S. 44). Bei der Sprunggelenkpumpe befinden sich die Venen direkt über den Gelenkknochen. Bewegungen aus dem Fußgelenk heraus bewirken nicht nur eine An- und Entspannung der Wadenmuskeln, sondern auch ein Entleeren des Venengeflechts im Knöchelbereich, der Fußwurzel sowie des Mittelfußes. Steife Fußgelenke haben immer eine Verschlechterung der Wadenmuskelpumpe zur Folge. Halten Sie daher Sprunggelenke und Achillessehnen immer gut beweglich und elastisch. Auch hierzu finden Sie im Übungsteil viele verschiedene Anregungen.

Venenprobleme – nicht nur ein Schönheitsfehler

Vor allem bei Bewegungsarmut fließt das Blut in den Venen immer langsamer, und es kann leicht zu Blutstauungen kommen. Die dünnen, elastischen, muskelarmen Venenwände überdehnen sich und weichen auseinander. Der Tonus fehlt, das heißt, der Spannungszustand des Gewebes der Venenwände ist herabgesetzt, und die Venenklappen können nicht mehr richtig schließen. Ein Teil des Blutes fließt zurück und versackt in den Venen.

Venenstauungen und die Folgen

Sind nur kleine und kleinste an der Hautoberfläche liegende Venen von der stärkeren Blutfülle betroffen, spricht man von Besenreisern. Sie schimmern bläulich rot durch die Haut und haben keinen Krankheitsstatus, können aber den Beginn einer Venenerkrankung signalisieren. Eine stärkere Blutfülle in den Venen führt zu Besenreisern und womöglich dann zu Krampfadern. Im ernsteren Fall jedoch entsteht eine prall gefüllte Krampfader (Varize).

Wie bei einem breiten Fluss fließt das Blut nun langsamer, und so können sich am Rand, also an den Venenwänden, Ablagerungen bilden. Nach einer chronisch venösen Blutstauung in den Beinen, nämlich wenn das Blut über längere Zeit sozusagen in den Venen stehengeblieben ist, werden die Venenwände durchlässiger und Blutbestandteile (hauptsächlich Wasser, Bluteiweiße und Salz) versickern im angrenzenden Gewebe. Schlimmer noch: Bei eingeschränkter Entsorgung durch die Lymphgefäße bleiben sie teilweise dort liegen und schwemmen es auf.

Ödem, Ekzem und offenes Bein

Durch diesen Venenstau kommt es zu Wasseransammlungen oder Schwellungen, und man spricht von einem Ödem, das eine Venenentzündung auslösen kann, die zwar recht schmerzhaft, aber nicht lebensbedrohlich ist. Das chronisch gestaute Gewebe leidet ständig unter einem Versorgungs- und Ernährungsmangel. Dadurch kann es zu einem Ekzem, einer Hautentzündung, kommen, die juckt, brennt und nässt, oder im schlimmsten Fall zum offenen Bein. Hier sind die Heilungschancen wegen der Stauung leider sehr gering.

Kreislaufbeschwerden durch Blutleere im Gehirn

Wenn Sie etwa 15 Minuten fast unbeweglich auf demselben Fleck stehen, können bis zu 20 Prozent der zirkulierenden Gesamtblutmenge in den Beinvenen versacken. Bei einer Gesamtblutmenge von fünf Litern ist dies immerhin ein Liter Blut – ein Volumen, das in den Beinen „still liegt" und das dem zirkulierenden Kreislauf fehlt. Dadurch kann leicht eine Blutleere im Gehirn entstehen, wodurch es schlimmstenfalls zum Kreislaufzusammenbruch bzw. Kollaps kommen kann.

Komplikationen der Beinvenenthrombose

Die gefährliche Folge einer venösen Durchblutungsstörung ist schließlich eine Beinvenenthrombose. Dabei bildet sich aus geronnenem Blut ein Blutpfropf, der die Vene teilweise oder ganz verschließen kann. Im schlimmsten Fall kann sich dieser Blutpfropf, der sogenannte Thrombus, von der Venenwand losrei-

Im Vergleich: Bein mit Krampfadern und gesundes Bein.

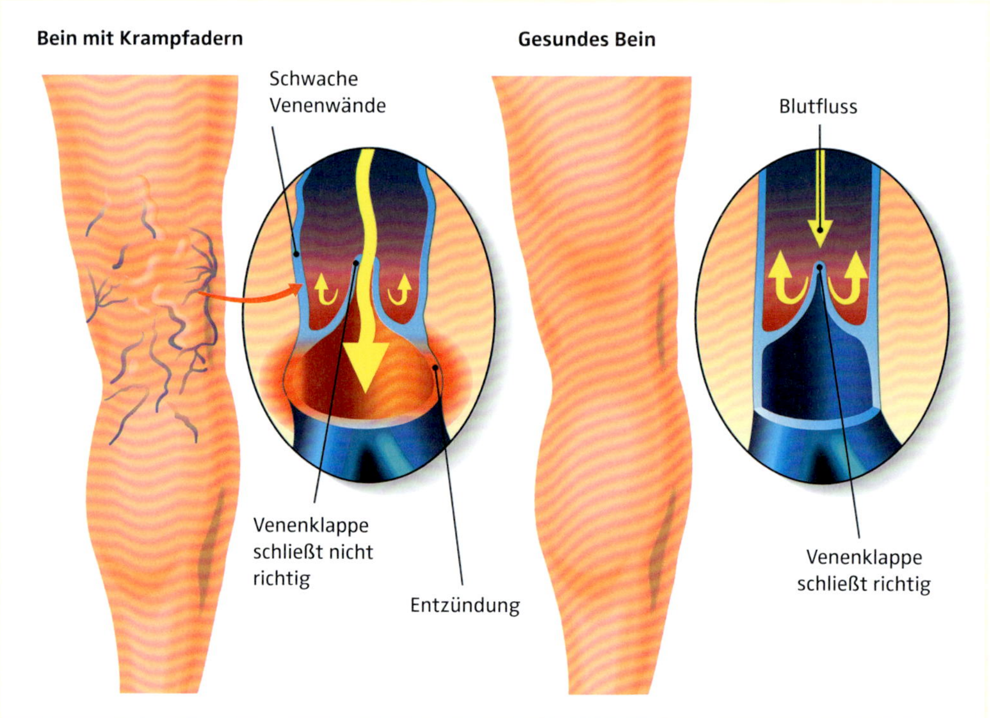

ßen, mit dem Blutstrom ins Herz geschwemmt und danach mit dem Venenblut in die große Lungenarterie gepumpt werden. In deren Verzweigungen bleibt der Thrombus – losgelöst wird er nun Embolus genannt – stecken und verschließt je nach Größe und Länge einen kleinen oder großen Arterienast. Diesen Vorgang nennt man Lungenembolie, und es besteht Lebensgefahr. Allein in Deutschland kosten Lungenembolien jährlich mindestens ca. 35.000 Menschen das Leben – und Ursache ist in 90 Prozent der Fälle eine tiefe Bein- oder Beckenvenenthrombose.

Jede Thrombose hinterlässt leider auch Narben in den Venenwänden. Dadurch verziehen sie sich, die Klappen schließen nicht mehr richtig. Das Blut staut sich, Gewebewasser tritt aus und es kommt zum „postthrombotischen Syndrom", an dem etwa zwei Millionen Menschen in Deutschland leiden. Hier hilft keine Operation, denn Venenklappen sind nicht ersetzbar.

!

Häufig tritt eine Beinvenenthrombose auf, wenn Sie sich länger nicht bewegt haben.

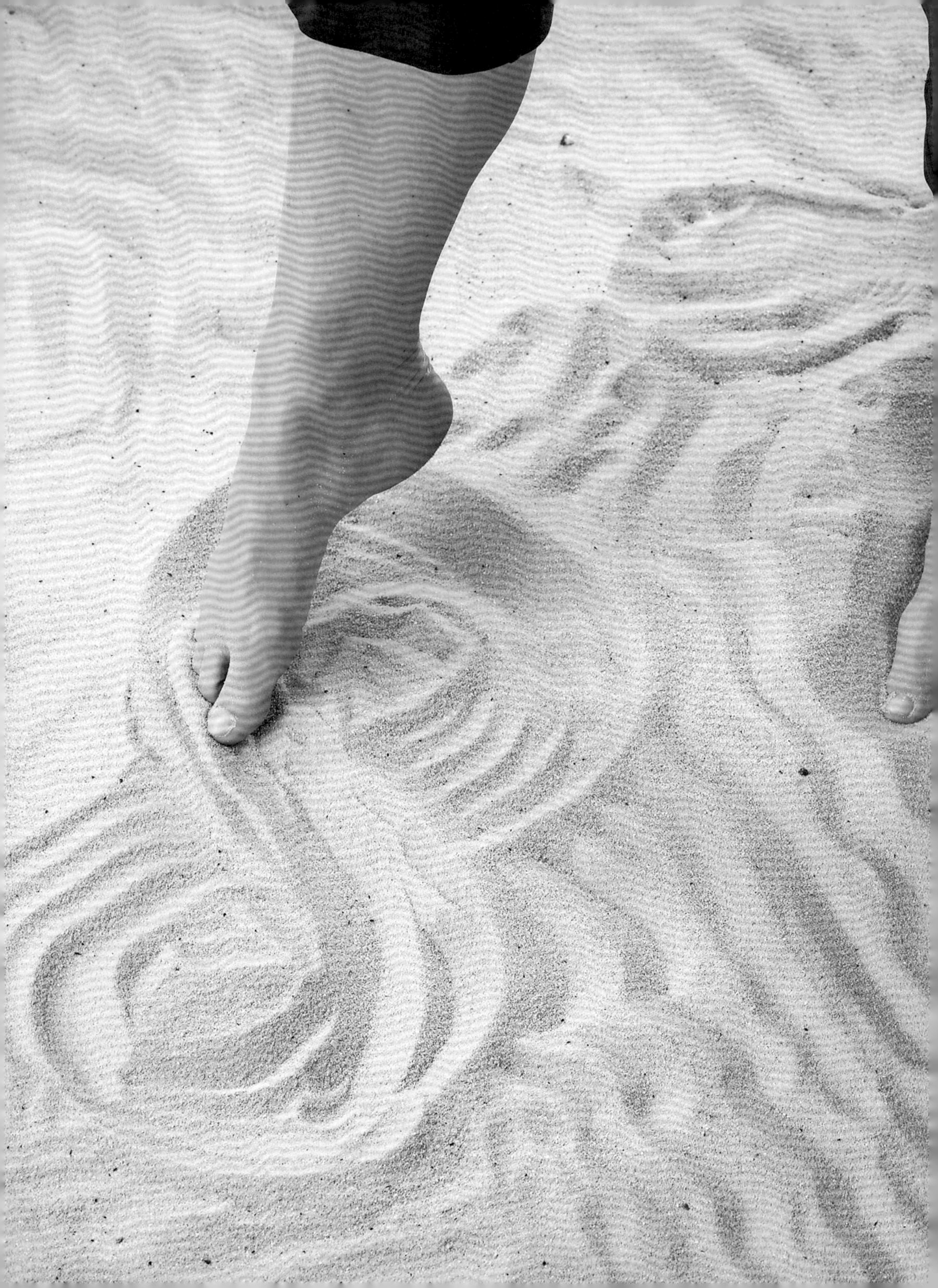

DIE VENEN NATÜRLICH STÄRKEN

Im folgenden praktischen Teil erfahren Sie, was Sie selbst für gesunde Venen tun können: Beugen Sie durch Training und Achtsamkeit Venenproblemen vor und tragen Sie aktiv dazu bei, dass Ihre Beine wieder gesund und stark werden. Auch die Natur hält einige Möglichkeiten bereit, die die Venen dabei unterstützen, gesund zu bleiben.

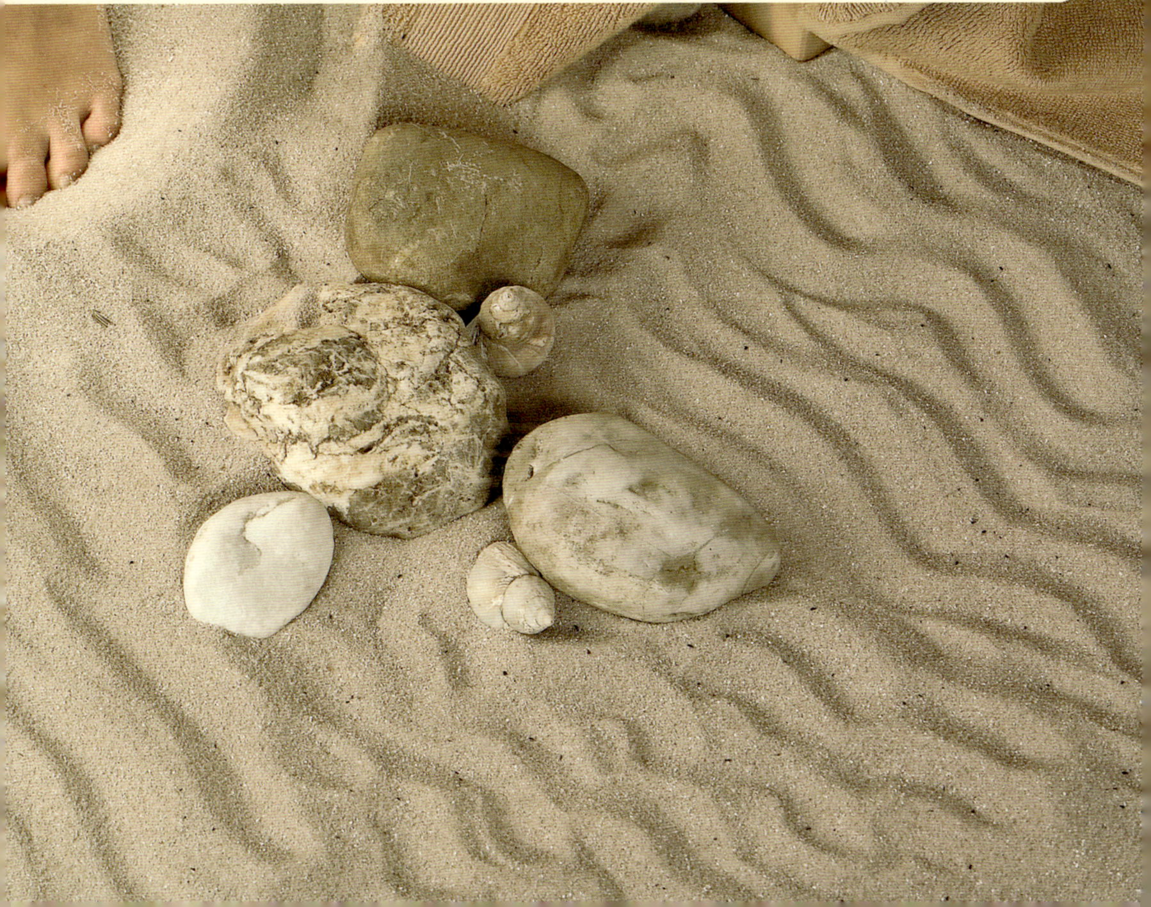

Das tut Ihren Venen gut – eine Übersicht

!

Die wichtigste Maßnahme für gesunde Venen: Bewegung!

Das Allerwichtigste für die Venengesundheit ist immer Bewegung, Bewegung, Bewegung. Denn nur durch die Muskelpumpe wird das Blut in angemessener Geschwindigkeit zurück zum Herzen gepumpt – und auch geschwächte Venen werden dadurch mal wieder so richtig durchgepumpt. Daneben gibt es spezielle Bewegungsübungen, die besonders auf die Venen einwirken. Der Wadenmuskelpumpe kommt dabei eine ganz besondere Aufgabe zu, eine ungünstige Entwicklung für die Venen zu verhindern. Schon am frühen Morgen können Sie nebenbei mit den richtigen Übungen beginnen.

Was Sie tun können, erläutere ich Ihnen ausführlich in diesem Kapitel. Hier ein Überblick:

- Die **Körperhaltung** ist die durch das Zusammenwirken von Muskeln, Bändern und Knochen bedingte Stellung des menschlichen Körpers. Im Alltag ist die Körperhaltung wichtig, vor allem die der Beine beim Sitzen. Es gibt zahlreiche Möglichkeiten, sich hier Entlastung zu verschaffen.
- Die **tiefe Atmung** hat ebenfalls einen äußerst günstigen Einfluss auf die Venen und die Fließgeschwindigkeit des Blutes. Denn, wie Sie jetzt wissen, hängt an der Fließgeschwindigkeit des Blutes sehr viel: Je mehr Sie es zum Fließen bringen und je weniger es sich in den Beinen staut, umso gesünder bleiben Ihre Venen, und Herz und Kreislauf sind entlastet.

- Es mag auf den ersten Blick verwundern, doch auch durch **Beckenbodengymnastik** können Sie einiges für Ihre Venen tun. Auch Sport und Gymnastik wirken lindernd und helfen.
- Bei Venenerkrankungen kommen **hydrotherapeutische Kaltanwendungen** in Betracht: Kaltwassergüsse, kalte Fußbäder, Wassertreten und kalte Wickel. Sie haben einen positiven Effekt auf die Venen und sorgen dafür, dass sie sich wieder zusammenziehen. Kneippsche Kaltwasseranwendungen eignen sich daher bei der chronisch venösen Insuffizienz hervorragend als unterstützende Maßnahmen zur Verbesserung des Blutflusses in den Venen.
- Des Weiteren zeige ich Ihnen, welche pflanzlichen und naturheilkundlichen Mittel Sie einsetzen können, um die Venen zu unterstützen. **Heilkräuter, Homöopathie und Schüßler-Salze** sind die wichtigsten.
- Wer etwas für seine Venen tun möchte, der sollte auch auf die **richtige Ernährung** achten. Denn jedes Kilo zu viel auf der Waage macht unseren Venen die Arbeit schwer. Schließlich vergrößert sich mit zunehmendem Körperfett auch das Hindernis, das die Venen beim Rücktransport des sauerstoffarmen Blutes zum Herzen hin überwinden müssen. Wenn Sie auf einige Dinge achten, um den Blutfluss anzuregen, Entzündungsprozessen entgegenzuwirken und ein gesundes Gewicht zu erreichen, ist schon viel getan.

Eine gute Körperhaltung

Das Venenblut aus den Füßen vereinigt sich im weiteren Verlauf zu immer größeren Sammelvenen. In der Oberschenkelvene münden sehr viele venöse Seitenäste in einem regelrechten Knotenpunkt. Mediziner bezeichnen diesen Punkt als Venenstern. Eine krumme Haltung sowie Übergewicht bewirken, dass zusätzlicher Druck auf die Beckenvenen ausgeübt wird. Stundenlanges Sitzen, aber auch enge Hosen können hier den Blutfluss verhindern. Dieser Druck wirkt sich auf das darunterliegende Beinvenensystem und die Venenklappen ungünstig aus, da es in der gesamten Vene von diesem zentralen Punkt aus zur Druckerhöhung kommt. Deshalb ist es förderlich, Druck im Bauch-Becken-Raum zu vermeiden oder abzubauen.

!

Eine gute Haltung entlastet die Venen.

Die Venen werden im Alltag umso besser entlastet, je mehr Sie auf eine gute Haltung achten. Dies gilt für das Stehen, Gehen und Bewegen genauso wie für das Sitzen.

Aufrecht und locker bleiben

Langes Stehen belastet die Füße, das Fußgewölbe sowie die Venen sehr. Schon ein häufiger Wechsel der Körperhaltung, egal ob im Sitzen oder Stehen, wirkt auf sie günstig. Vermeiden Sie beim Stehen, Gehen und Sitzen einen runden Rücken. Kontrollieren Sie daher immer wieder Ihre aufrechte Haltung. Beim Stehen bilden die Füße das Fundament unseres Körpers. Sie tragen die gesamte Körperlast, dienen beim Gehen auch als Stoßdämpfer und sind unser Antriebsorgan sowie unsere Stütze.

Lassen Sie die Schultern nicht hängen, ziehen Sie sie aber auch nicht extrem zurück. Die Schulter- und Hüftgelenke sollten auf einer Linie sein, beim Stehen außerdem die Knie- und Fußgelenke. Halten Sie den Kopf aufrecht und gerade. Das gelingt leichter, wenn Sie sich vorstellen, dass ein goldener Faden aus der Mitte des Scheitels herausragt, der Ihren Kopf sanft nach oben zieht. Es erfordert etwas Übung, aber mit der Zeit bekommen Sie ein Gefühl dafür, wie Sie gut und gerade stehen können.

Die Schultern sind locker und gelöst, auch die Knie sind nicht überstreckt. Beim Sitzen sollten Sie außerdem unbedingt darauf achten, dass die Knie etwa hüftbreit voneinander entfernt stehen und keinesfalls übereinandergeschlagen werden. Lieber ab und zu mal die Beine hochlegen, z. B. auf einen anderen Stuhl oder einfach auf die Schreibtischplatte.

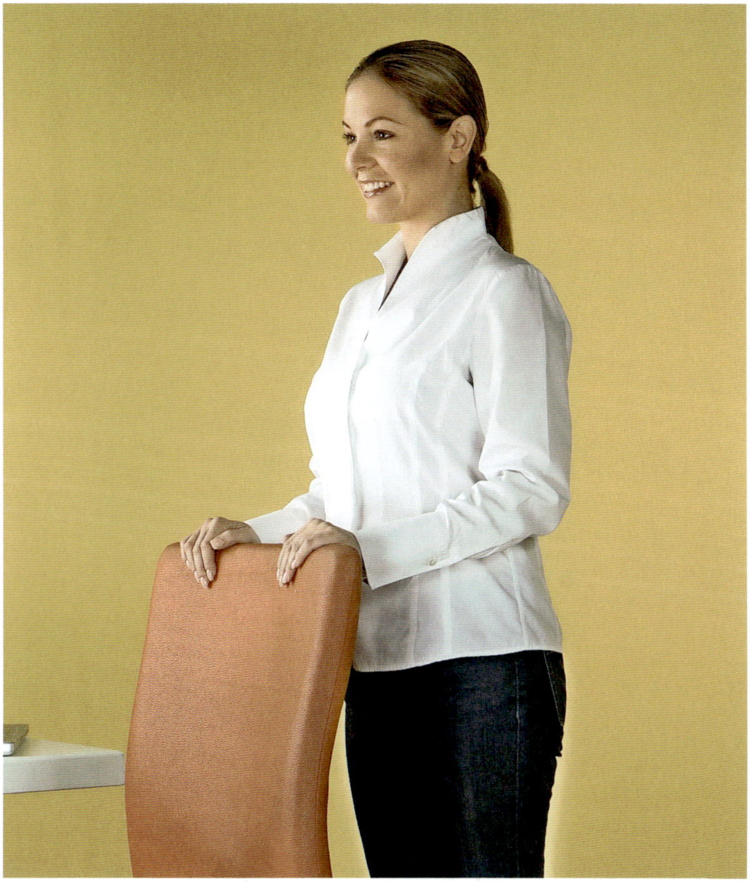

Für eine aufrechte Haltung stellen Sie sich vor, dass ein goldener Faden aus der Mitte Ihres Scheitels herausragt.

Haltungsübungen im Stehen

Übung 1

Stellen Sie sich aufrecht auf den Boden und nehmen Sie den Kontakt Ihrer Füße zum Boden wahr. Welche Empfindungen werden Ihnen bewusst? Die Beschaffenheit des Bodens, Kälte oder Wärme? An welchen Stellen stehen Ihre Füße auf? Wird mehr der Vorfuß oder die Ferse, die Innen- oder die Außenkante belastet? Wie steht Ihr Körper über Ihren Füßen? Weicht er zu einer Seite oder ist das Hohlkreuz zu sehr ausgeprägt? Korrigieren Sie zunächst nichts, sondern nehmen Sie einfach wahr, wie es jetzt gerade ist.

Nun probieren Sie das „korrekte" Stehen aus. Das Gewicht lastet in der Mitte der Füße, eher ein bisschen zu den Fersen hin. Außerdem stellen der Großzeh- und der Kleinzehballen Stützpunkte dar, etwa im Verhältnis 2:1. Beim Gehen achten Sie unbedingt darauf, dass der Fuß von der Ferse über die Außenkante zum Großzehballen abgerollt wird.

Übung 2

1 Gehen Sie auf die oben beschriebene Art im Zimmer umher. Achten Sie auf ein weiches Abrollen der Füße. Gehen Sie ganz gelöst, nicht starr und steif. Probieren Sie das ein paarmal aus und spüren Sie die Unterschiede, indem Sie zwischendurch immer wieder so gehen, wie Sie es bisher getan haben. Eine neue Haltung fühlt sich anfangs „komisch" an, aber wenn Sie immer wieder üben, werden Sie merken, wie gut Ihnen eine Umstellung tut.

Haltungsübungen im Sitzen

Sitzen ist für die Beinvenen besonders ungünstig, denn dabei werden die Becken- und Kniekehlenvenen eingeengt. Sehr schädlich sind beim Sitzen übereinandergeschlagene Beine, weil der Blutfluss dann in der Kniekehle und im Oberschenkelbereich erheblich behindert wird. Ebenso ungünstig wirken sich unter den Stuhl gezogene Unterschenkel aus: Auch dann wird der Blutstrom im Kniekehlenbereich behindert. Gerade im Bereich der Kniekehlen sollte eine Einengung vermie-

1

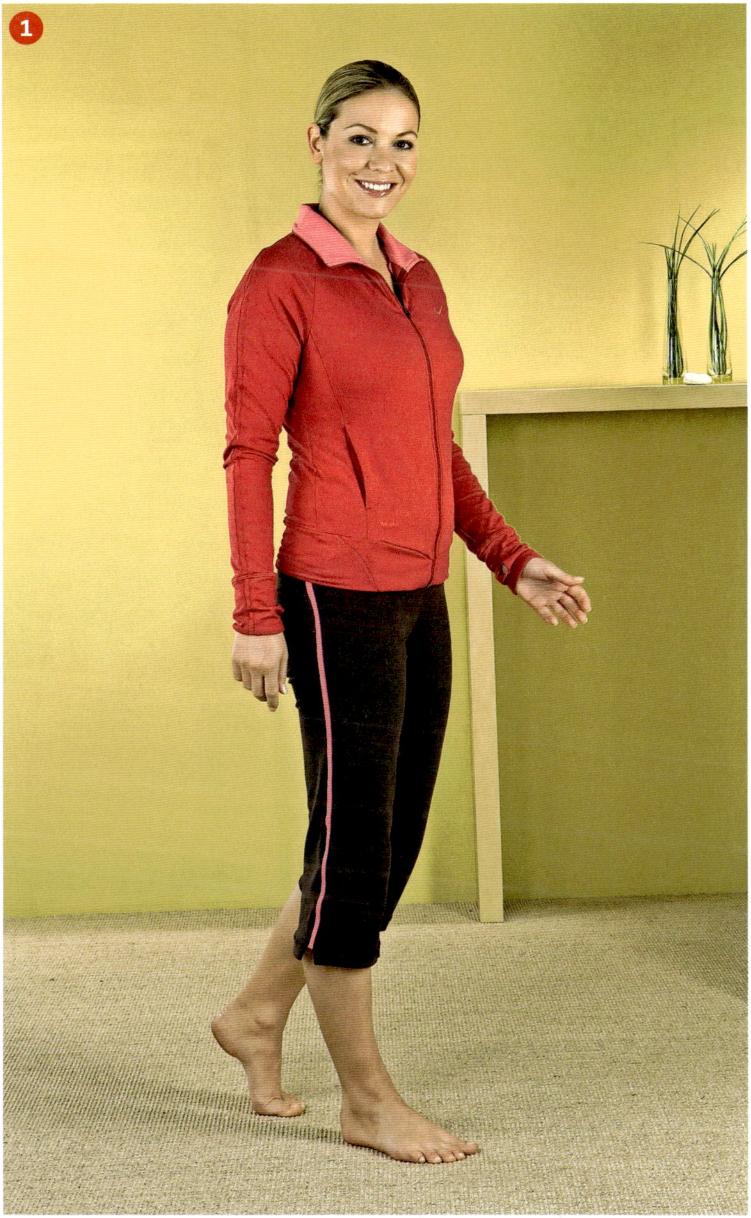

den werden. Wenn Sie viel am Schreibtisch sitzen müssen, machen Sie das Beste daraus, indem Sie die folgenden Tipps beherzigen.

Übung

2 Setzen Sie sich aufrecht auf einen Stuhl und achten Sie auf eine lotgerechte Haltung wie vorher beim Stehen. Die Schultern befinden sich über den Hüftgelenken. Beim Sitzen können Sie hin und wieder sogar einen Fußschemel benutzen, der in den meisten Fällen entlastend wirkt. Beachten Sie dabei Folgendes:

- Wichtig ist, dass die Sitzhöhe stimmt und die Vorderkante des Stuhls abgerundet ist.
- Setzen Sie sich auf die ganze Sitzfläche, damit die Kniekehlen so wenig wie möglich abgeknickt sind. Nicht die Unterschenkel nach hinten unter Sitzfläche des Stuhls stellen.
- Zwischen Unter- und Oberschenkel sollte ein rechter Winkel bestehen, wobei die Knie hüftbreit auseinanderstehen und sich die Fußgelenke unter den Kniegelenken befinden.
- Das Becken darf beim Sitzen sogar etwas höher sein als die Knie. Dies erreichen Sie dadurch, dass Sie Ihren Bürostuhl entsprechend einstellen. Wenn das nicht geht, dann schieben Sie ein zusammengelegtes Handtuch oder ein kleines Sitzkissen unters Gesäß.

Tipps für Vielsitzer

- Eine Fußstütze mit Wippe unter dem Schreibtisch ist vorteilhaft.
- Wippen mit den Füßen, ob mit oder ohne Fußwippe, bewirkt immer die Betätigung der Sprunggelenk- und Wadenmuskelpumpe.
- Auch andere Fußübungen während der Sitztätigkeit sind immer vorteilhaft.
- Stehen Sie so oft wie möglich auf, gehen Sie umher, telefonieren Sie im Stehen und nutzen Sie jede Möglichkeit, sich zu bewegen.

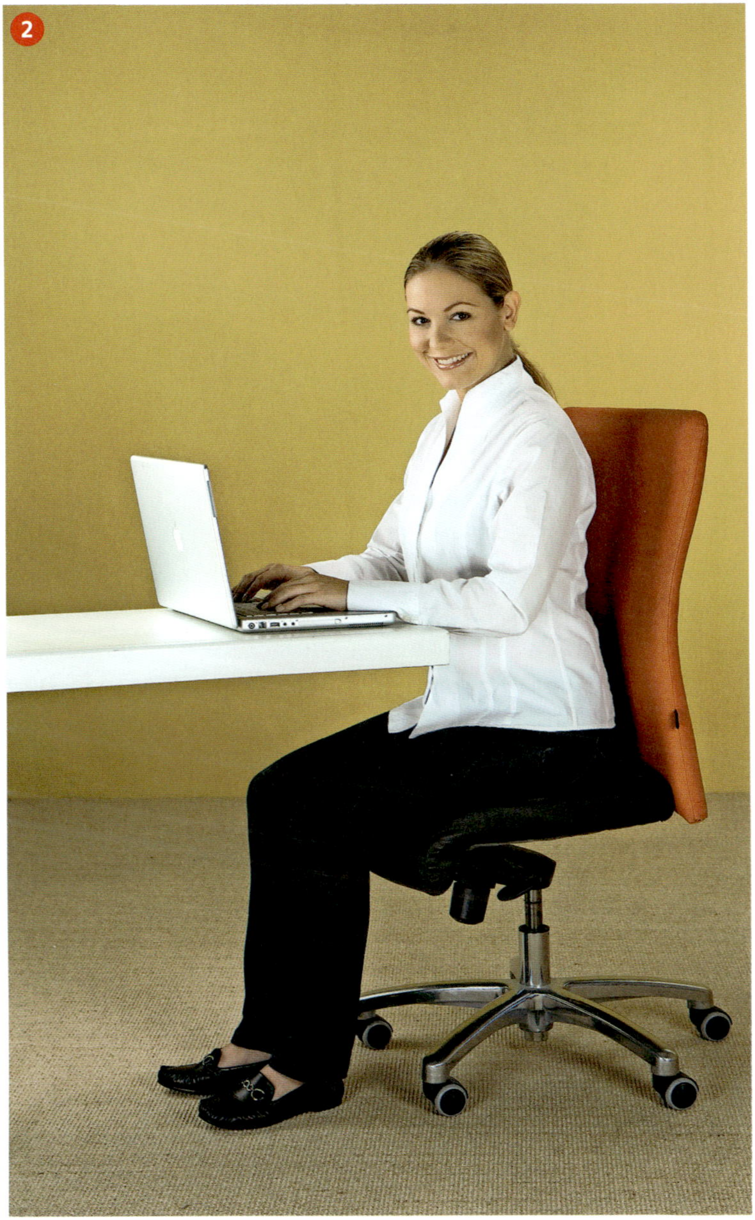

Atmung und Atemübungen

Die Zwerchfellatmung

Sicher fragen Sie sich, was die Atmung mit den Venen zu tun haben soll. Das ist ganz einfach: Die tiefe Atmung verstärkt den Rückstrom des Blutes zum Herzen. Laut Prof. Dr. med. Linus Geisler wird gerade in der Venentherapie die Unterstützung durch die Atmung immer noch zu selten mit einbezogen. Es geht hier vor allem um die sogenannte Bauchatmung bzw. die tiefe Zwerchfellatmung, die einen Sogeffekt auf die Venen ausübt. Leider kommt sie heutzutage oft zu kurz, obwohl das Zwerchfell unser wichtigster Atemmuskel ist. Oft atmen wir nur oberflächlich, flach und zu schnell. Gründe dafür sind Stress, Anspannung, Bewegungsarmut und stundenlanges Sitzen, häufig in mehr oder weniger krummer Haltung.

!

Spezielle Atemübungen unterstützen die Arbeit der Venen und den Rückstrom des Blutes beträchtlich.

So funktioniert die Atmung: Beim Einatmen senkt sich das Zwerchfell, wodurch der Bauchraum und die Bauchvenen komprimiert und etwas gedrückt werden. Dadurch wird das Blut in die Venen im Brustkorb (die sogenannten thorakalen Venen) in Richtung Herz und Lunge gepresst. Gleichzeitig entsteht im Brustkorbbereich ein Unterdruck, wodurch das Blut dorthin, also zu Lungen und Herz angesaugt wird. Beim Ausatmen entspannt sich das Zwerchfell und tritt wieder höher. Durch den entstehenden Unterdruck im Bauchraum wird das Blut aus den Bein- und Backenvenen angesaugt. So unterstützt also eine tiefe Zwerchfellatmung den venösen Rückstrom des Blutes zum Herzen.

Schieben Sie die folgenden Atemübungen immer wieder zwischen Ihre Alltagsbeschäftigungen, aber auch zwischen einzelne Venenübungen ein und wiederholen Sie jede Übung vier- bis sechsmal.

Übung 1

Sie können diese Übung im Sitzen oder Liegen ausführen. Wichtig: Ziehen Sie nicht die Schultern hoch und lassen Sie der Ausatmung genug Zeit.

3 Legen Sie beide Hände auf den Bauch und atmen Sie zu Ihren Händen hin langsam durch die Nase ein.

4 Spüren Sie, wie der Bauch sich leicht weitet. Dann lassen Sie die Luft sanft durch die geöffneten Lippen ausströmen und spüren, wie der Bauch wieder flacher wird.

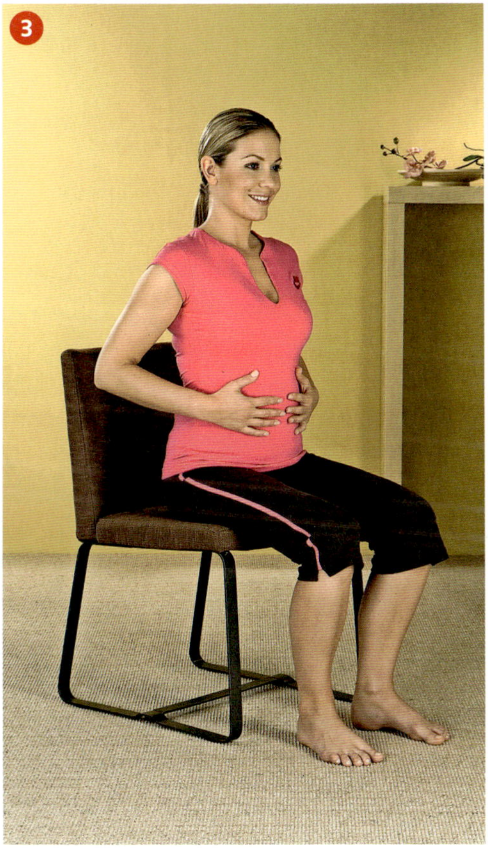

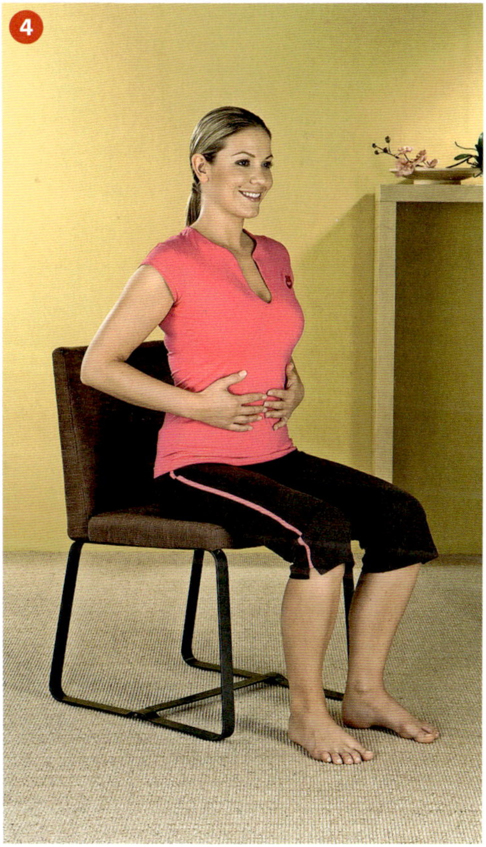

Übung 2

5 Setzen Sie sich auf das vordere Drittel eines Stuhls. Dann die Arme seitlich im Halbkreis anheben, bis sie nach oben zeigen, und dabei einatmen.

Danach die Arme auf dem gleichen Weg zurückführen und dabei langsam ausatmen.

Am Schluss der Ausatmung die Hände über dem Bauch verschränken.

Tipp: Halten Sie den Rücken bei dieser Übung die ganze Zeit gerade.

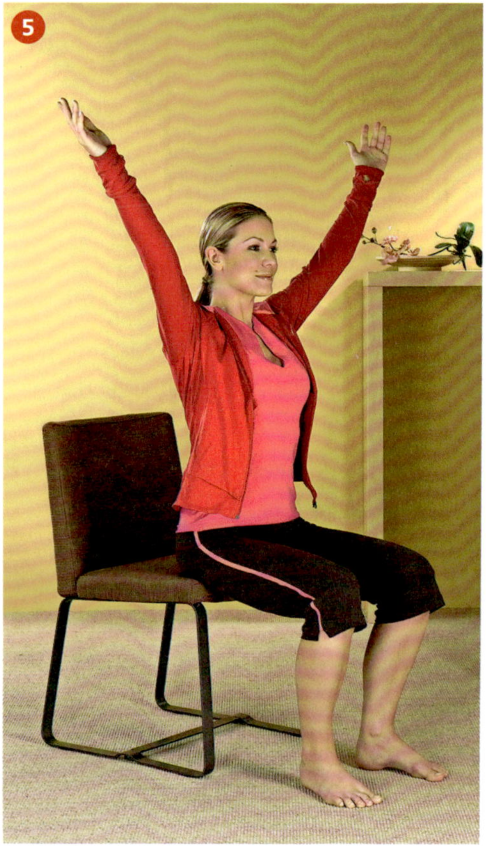

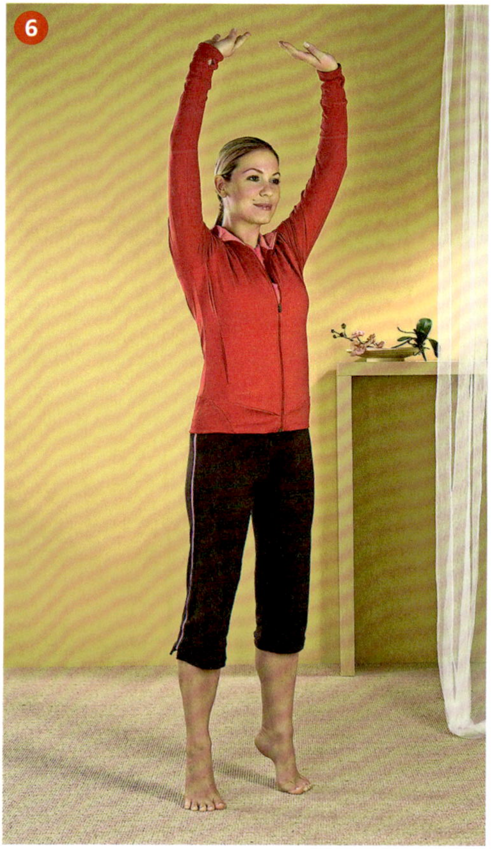

Übung 3

Bei dieser sehr venenfreundlichen Atemübung wird gleichzeitig die Wadenpumpe aktiviert.

6 Aus dem Stand heraus heben Sie sich einatmend auf die Zehenspitzen und führen die Arme seitlich im Halbkreis nach oben.

Danach senken Sie langsam die Fersen über die Außenkanten der Füße und die Arme und lassen dabei den Atem ganz ausströmen.

Am Schluss der Ausatmung beugen Sie noch ein wenig die Knie und spannen leicht die Bauchmuskeln an.

Übung 4

Legen Sie sich auf den Boden und stellen Sie die Beine hüftbreit voneinander entfernt auf.

Strecken Sie die Arme weit über den Kopf zurück und lassen Sie den Atem durch die Nase einströmen.

Nehmen Sie die Arme wieder nach vorn und ziehen Sie mit beiden Händen langsam ein Knie zum Bauch heran. Unterstützen Sie diese Bewegung durch ein langes Ausatmen. Beim Einatmen stellen Sie es wieder ab und ziehen bei der nächsten Ausatmung das andere Knie an den Körper heran.

Beckenbodentraining

Der Beckenboden ist ein verborgener Muskel, der für alle inneren Organe eine stützende und tragende Funktion ausübt, das Becken und die Lendenwirbelsäule stabilisiert und zudem am Atemvorgang beteiligt ist. Mit Beckenbodenübungen lässt sich der venöse Blutstrom aus den Beinen aktiv unterstützen. Bei den folgenden Übungen wird der venöse Blutfluss aus den Beinen zum einen durch die tiefe Ausatmung, zum anderen durch den Sog des Beckenbodenhebemuskels unterstützt. Führen Sie die Übungen jeweils mehrmals aus.

Übung 1

7 Setzen Sie sich aufrecht auf einen Sitzball. Legen Sie eine Hand vorn an das Schambein und die andere hinten an das Steißbein. Stellen Sie sich vor, dass zwischen Ihren Händen und den beiden Sitzbeinknochen der Beckenboden liegt.

Atmen Sie nun zur vorderen Hand, zum Bauch und Beckenboden hinein und spüren Sie das Weiterwerden in sich. Danach lassen Sie langsam die Luft durch den Mund ausströmen und spannen die Beckenbodenmuskeln zwischen Steißbein und Schambein sowie zwischen beiden Sitzbeinhöckern an, als wollten sie sie in sich hineinsaugen.

Übung 2

8 Setzen Sie sich auf einen Sitzball und legen Sie die Finger einer Hand vorn, die der anderen hinten an den Ball. Dann rollen Sie zunächst mit dem Becken langsam vor und zurück und lassen den Atem dabei gelöst fließen.

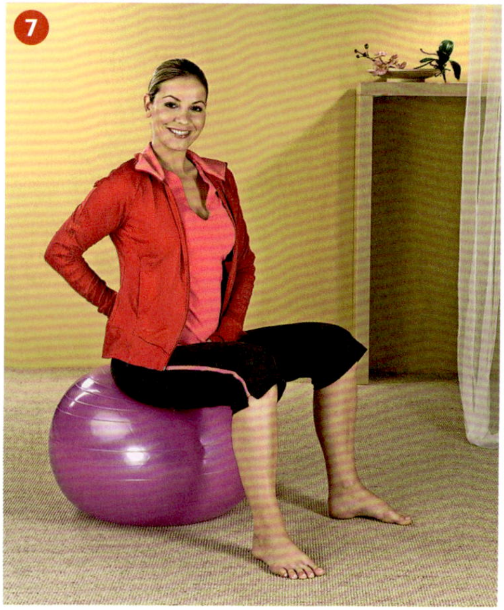

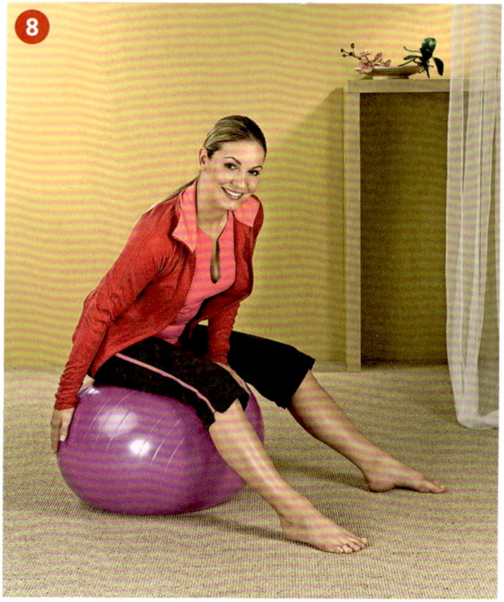

Nach einer Weile bewegen Sie das Becken leicht nach vorn und rollen den Ball ein wenig nach hinten. Geben Sie bei dieser Bewegung mit der hinteren Hand etwas Widerstand. Während dieser Bewegung lassen Sie den Atem langsam durch die Nase einströmen.
Spüren Sie dabei den Atem bis zum Bauch und Beckenboden hinab und fühlen Sie, wie sich überall mehr Weite einstellt.
Danach rollen Sie das Becken ein wenig nach hinten und den Ball nach vorn, wobei die vordere Hand etwas Widerstand bietet. Der Rücken rundet sich ein wenig, Sie atmen dabei langsam durch den Mund aus, spannen gleichzeitig die Beckenbodenmuskeln an und versuchen Sie, sie in sich hineinzusaugen.

Übung 3

9 Legen Sie sich vor eine Wand auf den Boden und strecken Sie die Beine an der Wand hoch. Unterstützen Sie das Becken mit einem Ballkissen oder einem zusammengelegten Handtuch. Wenn Sie wollen, können Sie noch ein oder zwei kleine Kissen darauflegen.
Atmen Sie durch die Nase zum Bauch und Beckenboden hinein, dann durch den Mund langsam und gelöst aus.
Dabei spannen Sie die Beckenbodenmuskeln kräftig an und ziehen sie nach innen.

9

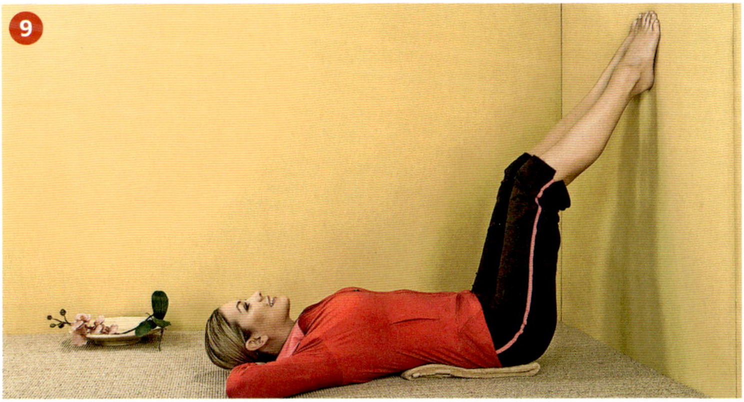

Venengerechte Bewegungsformen

Venenwalking

!

Venenwalking wurde speziell für Venenpatienten entwickelt.

Zahlreiche wissenschaftliche Test ergaben: Bewegung, vor allem spezielle Venenpumpübungen sind die wichtigste Vorbeugung gegen Venenprobleme und Krampfadern und die effektivste Maßnahme bei bestehenden Problemen. Sie steht unbestritten ganz oben bei der Venenprophylaxe. Sie erreichen dadurch die Kräftigung der Fuß- und Beinmuskulatur, eine Aktivierung der verschiedenen Muskelpumpen, die für den Rücktransport des Blutes ausschlaggebend sind. In klinischen Versuchen wurde nachgewiesen, dass diese Venenübungen den Blutfluss in den Beinvenen um das Zehnfache steigern können. Sie können auch den Krankheitsverlauf günstig beeinflussen und z. B. bereits geschwollene Beine entstauen.

Venenwalking ist eine spezielle Art des Gehens, die für Venenkranke entwickelt wurde. Man könnte dazu auch „schnelles, sportliches Gehen" sagen. Fachleute betonen, dass Walking in Bezug auf die Muskulatur anstrengender ist als Jogging, weil dabei bedeutend mehr Muskelarbeit zum Vorwärtskommen eingesetzt wird. Außerdem wird die Beinmuskulatur einschließlich jedes einzelnen Fußmuskels wunderbar gekräftigt, die Muskelpumpfunktion optimal angeregt und die Rückstromgeschwindigkeit des venösen Blutes erhöht. Während Jogging für die Gelenke und Knorpelschichten recht belastend sein kann, weil man bei jedem Schritt mit dem drei- bis vierfachen Körpergewicht auf dem Boden auftritt, ist diese äußerst empfehlenswerte Art zu gehen nicht nur gesund für die Venen, sondern Sie schonen damit obendrein Ihre Gelenke und entlasten die Wirbelsäule.

Beim Venenwalking werden die Fußsohlen-, Sprunggelenk-, Waden- und Oberschenkelpumpe sowie ebenfalls die Zwerchfellpumpe optimal eingesetzt. Wenn diese Muskeln sich zusammenziehen, pressen sie das Blut aus den Venen wie aus einem

Schwamm. Das Blut wird ideal abgepumpt, die Venen werden entstaut.

So geht's

Auch beim schnellen Gehen gilt: Hetzen Sie sich nicht! Finden Sie Ihren eigenen Rhythmus, der Ihnen angenehm ist. Es geht nicht darum, neue Geschwindigkeitsrekorde aufzustellen, sondern Ihr Wohlfühltempo zu finden. Und das Beste daran: Diese Übung können Sie überall im Alltag bewusst einsetzen.

- Bei jedem Schritt die Fußspitze erst nach oben ziehen und die Ferse bei leicht gebeugtem Knie aufsetzen.
- Den Fuß von der Ferse bis zu den Zehen – über die Außenkante der Fußsohle – bewusst abrollen, bis Sie sich mit der Fußspitze am Boden abdrücken. Die Abroll- und Abdrückbewegung aktiviert die Muskelpumpe optimal.
- Setzen Sie die Fußspitze immer gerade auf und halten Sie den Rücken beim Gehen aufrecht.
- Der Blick ist nach vorn gerichtet – schauen Sie in Richtung Horizont und heben Sie den Brustkorb leicht an.
- Leichter geht's, wenn Sie die Arme leicht angewinkelt seitlich neben dem Körper gegengleich mitschwingen: Wenn der linke Fuß vorne ist, geht auch der rechte Arm nach vorn und umgekehrt.
- Die Hände werden beim Walken am besten in lockerer Hohlfausthaltung gehalten. Ballen Sie sie nicht unnötig fest zusammen.
- Ruhig ein- und ausatmen: Finden Sie Ihren individuellen Atemrhythmus. Dabei versuchen Sie, möglichst länger aus- als einzuatmen. Außerdem ist es günstig, durch die Nase ein- und durch den Mund auszuatmen. Blasen Sie die Luft richtig aus!
- Beim Walken in den Armen und im Rücken nie verkrampfen, sondern locker bleiben. Laufen Sie lieber etwas langsamer, als sich zu verspannen.

!

Wichtig: Mit bequemen, flachen Schuhen geht's noch besser.

- Der ideale Bodenbelag für das Venenwalking sind Park- und Waldwege, die zwar fest sind, aber trotzdem federnd und weich. Optimal ist auch fester Sand direkt am Meer.

Was die Venengymnastik kann

- Durch den Druck der Muskulatur wird das Blut nach oben in den Körperkreislauf befördert, denn die tiefen Venen befinden sich in den Beinen tief in den Muskeln. Durch den Muskeldruck wird das Blut nach oben gepumpt und die Venenklappen verhindern ein Zurückfließen des Blutes.
- Wichtig: Die Fließgeschwindigkeit des Blutes wird beschleunigt.
- Die Übungen entstauen geschwollene Beine.

Optimal ist tägliches regelmäßiges Üben, aber auch Übungen zwischendurch im Büro oder am Arbeitsplatz bringen schon viel. Am besten trainieren Sie, wenn möglich, barfuß oder mit Socken.

Barfußpfade

Gehen Sie so oft wie möglich barfuß! Draußen im Garten und in der freien Natur ist Barfußgehen eine besondere Wohltat für die Venen, aber auch zu Hause ist es ein tolles alltägliches Venentraining. Die Durchblutung wird gesteigert, die Fuß- sowie Beinmuskeln werden optimal aktiviert. Man sagt, dass mit der Erfindung der Schuhsohle ein Keil zwischen Mensch und Natur getrieben worden sei: Unsere eigentlich äußerst sensiblen ausgebildeten Füße fühlen in den Schuhen nichts mehr vom Untergrund, über den sie gehen. Dadurch empfinden wir den natürlichen Boden auch nicht als angenehmer als den harten, fußschädlichen Asphalt, wenn wir ohne Schuhe gehen.

!

Leider verlernen erwachsene Füße, sich verschiedenen Untergründen anzupassen.

Sind Kinderfüße vielleicht noch in der Lage, den Boden unter ihren Füßen wirklich zu spüren und auf Unebenheiten zu reagieren, so verlernen unsere Füße, wenn wir erwachsen werden, sich verschiedenen Untergründen sensibel anzupassen und sanft abzurollen. Vielleicht erinnern Sie sich: Als Kind machte Ihnen steiniger Untergrund kaum etwas aus, doch wenn Sie als Erwachsener im Urlaub am Strand über kleinere oder auch größere Steine laufen müssen, dann sehnen Sie sich nach einer Fußbekleidung oder nach weichem Sand! Und so verkümmern schon früh die wichtigen kleinen Fußmuskeln.

Der eigene Trainingspfad

Das Barfußlaufen hat eine kräftigende, sensibilisierende Wirkung auf die Füße und dadurch auch auf die Venen, ja sogar auf die Bandscheiben. Deshalb rate ich Ihnen das, was schon Pfarrer Kneipp im 19. Jahrhundert riet: Gehen Sie so oft wie möglich barfuß – zu Hause, aber auch und vor allem draußen. Besonders günstig wirkt sich das Gehen über Naturböden aus. Vielleicht haben Sie sogar die Möglichkeit, im eigenen Garten einen kleinen Barfußpfad anzulegen. Ein Gartenvlies könnte als Unterlage dienen. Darauf legen Sie verschiedene natürliche Materialien, z. B. Kieselsteinchen, Laub, Stroh, Gerstenkörner, Kastanien, Baumrinde, kleine Äste, Moos, Reisig, Sand, Sägemehl, Blähton (aus der Hydrokultur), Kirschkerne oder Fichtenzapfen. Ihrer Phantasie sind bei der Gestaltung Ihres persönlichen Barfußpfades keine Grenzen gesetzt.

Eine andere Möglichkeit ist, sich eine Holzkiste zu besorgen oder zu basteln und kleine Steinchen hineinzuschütten, auf denen Sie stehen und die Sie mit den Zehen einige Minuten lang greifen und anheben können. Oder stellen Sie sich ganz einfach nebenbei darauf, beispielsweise beim Fernsehen, Telefonieren, Musikhören oder vielleicht sogar beim Bügeln. Noch besser ist diese Variante: Stellen Sie drei oder vier Kisten mit verschiedenen Inhalten auf und laufen Sie durch Ihre selbstgestaltete Barfußlandschaft.

Erholsame Barfußparks

!

Wunderbar für die Füße und Venen sind auch Spaziergänge im Sand am Meer oder an Fluss- und Bachbetten – nutzen Sie derartige Gelegenheiten für die Gesundheit Ihrer Beine!

Eine sehr schöne Erfindung sind auch sogenannte Barfußparks. Der größte und erste Park dieser Art befindet sich in Bad Sobernheim an der Nahe im Hunsrück. Der Pfad ist 3,5 Kilometer lang. Sie gehen dort zunächst zum Eingewöhnen über Steine und weichen Rindenmulch und passieren dann eine Lehmstrecke und Rundhölzer. Auch Gras, Kies und Sandstrecken sind vorhanden, und natürlich geht es auch einmal durch das Flusswasser. Auch in Dornstetten im nördlichen Schwarzwald finden Sie einen sehr schönen Barfußpfad, der auf Anregung des örtlichen Sanatoriums für Venenerkrankungen entstanden ist. „Schuhe aus ... und durchs reinste Vergnügen“, heißt es dort. Informieren Sie sich im Internet, welche Barfußpfade es bei Ihnen in der Nähe gibt, eine Adresse, die eine Übersicht bietet, finden Sie im Anhang. Von Füssen bis Flensburg und selbst im Ausland gibt es immer mehr dieser gesunden Pfade, die oft in Verbindung mit Kneipp-Anlagen errichtet werden.

Venengesunde Sportarten

!

Wählen Sie am besten Sportarten mit niedriger Sprungbelastung.

Es gibt venengerechte Sportarten, die zu einer Besserung von Venenproblemen führen. Jedoch ist es auch wichtig, solche zu kennen, die ein Venenleiden verschlimmern können. Sportarten, bei denen rhythmische Gelenkbewegungen, vor allem im Sprunggelenk, vorherrschen, ohne dass es zu hohen Sprungbelastungen und zu abrupten Bewegungen kommt, eignen sich zur Venenprophylaxe und -entstauung.

Schwimmen Als eine der gesündesten Sportarten, die die Beinmuskeln stärkt sowie den venösen Rückfluss fördert, gilt das Schwimmen. Allein schon der Wasserdruck übt auf das Venensystem eine sehr vorteilhafte, entstauende Wirkung aus, ähnlich einem Kompressionsverband. Das meist etwas kühlere Wasser sorgt außerdem dafür, dass sich erweiterte Venenwände zusammenziehen. Meiden Sie jedoch Unterwasserdüsen in Schwimmbädern! Auch die rhythmischen Beinbewegungen, die intensive Muskeltätigkeit sowie die vertiefte, den Kreislauf belebende Atmung wirken sich günstig auf die Beinvenen aus. Deshalb ist auch Wassergymnastik oder Aquajogging ein sehr empfehlenswertes Training für das Venensystem.

Skilanglauf In den Wintermonaten kann der Skilanglauf für ein ähnliches Training sorgen. Auch bei dieser Sportart kommt es zu rhythmischen Bewegungen, gleichzeitig aber – und das ist wichtig – zu keinem hohen Belastungsdruck.

Radfahren Radfahren gehört ebenso zu den sportlichen Betätigungen, bei denen rhythmische Bewegungen im Vordergrund stehen. Es regt die Muskel- und Sprunggelenkpumpen an, wenn auch nicht ganz so intensiv wie das Venenwalking. Jedoch ist es ratsam, im flachen Gelände zu fahren, weil beim Bergauffahren der Druck in den Beinvenen ansteigt. Achten Sie beim Radfahren außerdem darauf, dass die Pedale mit den Fußballen getreten werden. Stellen Sie den Lenker hoch ein, sodass der Oberkörper aufrecht gehalten wird und kein ungünstiges Abknicken im Beckenbereich entsteht, das den venösen Blutabstrom behindern würde.

Weitere Bewegungsformen

Wenn Sie sich mit den oben genannten nicht anfreunden können, könnten Sie auch auf andere Formen der Bewegung zurückgreifen: Golfspielen, Badminton und Tanzen sind ebenfalls förderlich, aber achten Sie darauf, dass Sie dabei nicht zu sehr hüpfen oder springen.

Nicht empfehlenswert sind vor allem solche Sportarten, bei denen es zu extremen Anstrengungen, einem starken Abwinkeln in

!

Sportarten mit Pressdruck besser meiden!

der Leistenbeuge, zur Pressatmung oder zu einem Pressdruck kommt, denn das Blut wird dabei richtiggehend in die Beine zurückgepresst. Hierzu gehören Kraftsportarten, Radrennsport, Gewichtheben oder Rudern. Bei diesen Sportarten kann es zu einem kräftigen, ja schwallartigen Blutrückfluss aus dem Bauchraum in die Beinvenen kommen. Auch bei Sportarten, bei denen abrupt abgestoppt wird – wie Fußball, Handball, Basketball und Wettkampf-Tennis oder Squash –, kann eine rückläufige Blutdruckwelle den venösen Rückfluss verschlechtern. Problematisch sind außerdem Sportarten wie Hoch- und Weitsprung sowie Spiele, bei denen viel gehüpft und gesprungen wird. Auch von extremen Formen des Skilaufs (Slalom, Abfahrtsrennen), bei denen es zu einem außerordentlich hohen Druck auf die Venen kommt, rate ich ab!

Die Wadenmuskelpumpe unterstützen
Stütz- oder Kompressionsstrümpfe unterstützen die Therapie und alle sportlichen Aktivitäten, weil diese der Wadenmuskelpumpe einen äußeren Widerstand entgegensetzen. Sie erhöhen den Druck auf das Gewebe, verhindern ein Ausweiten schon vorhandener Schwellungen und unterstützen die Venenklappen.

Kneipp'sche Anwendungen

Schon vor über 100 Jahren fand Pfarrer Sebastian Kneipp in Wörishofen heraus, wie gut wechselwarme Hautreize oder Behandlungen mit kurzen Kältereizen für alle Gefäße und auch für die Venen sind. Der sogenannte „Wasserdoktor" ging in die Geschichte der Naturheilkunde ein: Er führte seine verschiedenen Therapiemethoden mit Wasser zunächst an sich selbst durch und entwickelte nach den Tests seine Regeln dafür, die er sein Leben lang ausbaute und verfeinerte. Sein ganzheitlich orientiertes Therapiekonzept umfasst Pflanzenheilkunde, Ernährungs- und Bewegungstherapie und begreift das Leben als ein Wechselspiel von Körper und Seele. Die heilkräftigen Kneipp'schen Wasseranwendungen zur Kräftigung der Gefäßwände, der sogenannten Venentonisierung,

- erhöhen die Spannkraft der Gewebe und Gefäße,
- beugen Durchblutungsstörungen wirksam vor,
- verbessern die Transportleistung der Beinvenen,
- lassen durch den kühlenden Effekt die Venen zusammenziehen,
- halten noch nach Stunden an.

!

Sebastian Kneipp begriff das Leben als Wechselspiel von Körper und Seele.

Hydrotherapie: heilendes Wasser

Durch das Blut, das in ihnen fließt, beteiligen sich die Venen an der Wärmeregulation des Körpers, gehören also gleichzeitig auch seinem Kühlsystem an. Bei hohen Temperaturen stellen sie sich weit, damit das Blut in den Außenbezirken des Körpers langsamer fließt und abkühlt, denn so ist eine vermehrte Wärmeabgabe über die Haut möglich. Kälte dagegen wirkt immer gefäßverengend. Dadurch verringert sich die Blutmenge in den äußeren Körperbereichen und wird in das Körperinnere verlagert. Dies geschieht mittels der Gefäßwandmuskulatur.

Kälte beschleunigt den Blutumlauf und aktiviert den Kreislauf, die zirkulierende Blutmenge wird erhöht. Vor allem Wassertreten oder kalte Beingüsse stellen eine sehr wichtige und empfehlenswerte Anwendung zur Venentonisierung bei Venenproblemen sowie deren Vorbeugung dar. Kaltes Wasser vermag auch Schwellungen der Beine vorzubeugen. Untersuchungen haben gezeigt, dass ein zweimaliges Begießen der Beine mit kaltem Wasser die Venen so stabilisiert, dass die Rückflussgeschwindigkeit des Venenblutes während des ganzen Tages um 40 Prozent beschleunigt ist! Sehr vorteilhaft ist diese Behandlung nicht nur bei dicken oder schweren Beinen, sondern auch nach Venenthrombosen oder -operationen. Selbst bei Krampfadern ist diese Kur geeignet, vorausgesetzt, dass sie nicht entzündet sind.

!

Der Wechsel von warm und kalt trainiert die Muskelfasern der Blutgefäße.

Ideal sind außerdem Warm-Kalt-Waschungen und -Bäder, da der Wechsel von warm und kalt die Muskelfasern der Blutgefäße trainiert. Sie bleiben dadurch elastisch. Außerdem bewirken die unterschiedlichen Temperaturen des Wassers die Bildung von Botenstoffen, Hormonen und Stoffen des Immunsystems für den ganzen Körper.

Erst warm, dann kalt
Achten Sie bei allen Wasseranwendungen darauf, dass der Körper und vor allem die Füße zu Beginn der Anwendung warm sind. Bei Kaltanwendungen gehört anschließende Bewegung immer dazu: Die Wiedererwärmung erfolgt durch Gymnastikübungen, schnelles Gehen und erwärmende Kleidung.

Kalte Beingüsse

!

Der Knieguss ist die intensivste Anwendung.

Der Knieguss ist die intensivste und wirkungsvollste Anwendung. Ideal hierfür ist ein weiter Schlauch, aber auch ein Brauseschlauch (ohne Brausekopf) ist möglich, damit das Wasser wie ein Mantel über die Haut fließt. Die Anwendung erfolgt in der Bade- oder Duschwanne, im Sommer auch mit dem Gartenschlauch. Ganz wichtig: Spritzen Sie keinesfalls mit Druck und halten Sie den Schlauch senkrecht.

- Beginnen Sie am rechten Fuß an der kleinen Zehe, leiten Sie den Strahl zunächst dreimal über den Fußrücken vor und zurück und führen Sie den sanften Wasserstrahl dann an der Außenseite des Unterschenkels entlang langsam bis eine Handbreit über die Kniekehle nach oben. Verweilen Sie dort zwei bis fünf Sekunden und lassen Sie das Wasser wie einen Mantel den ganze Unterschenkel umspülen. Alternativ können Sie den Strahl dreimal über der Kniekehle hin und her führen. Leiten Sie dann den Wasserstrahl an der Innenseite des Unterschenkels zurück zur Ferse.

- Am linken Bein in gleicher Weise wiederholen.
- Begießen Sie zuletzt die Fußsohlen einige Male vor und zurück.
- **Variation:** Anstatt das Wasser bis über die Kniekehle leiten, können Sie den Wasserstrahl außen an der Beinvorderseite nach oben bis über die Kniescheibe führen und ihn dort zwei bis fünf Sekunden den Unterschenkel umspülen lassen oder die Kniescheibe einige Male umkreisen. Dann wieder an der Innenseite nach unten führen.
- Nach der Anwendung die Beine nicht abtrocknen, sondern nur mit den Händen abstreifen. Dann die Strümpfe anziehen und durch Gymnastik oder Gehen die Durchblutung anregen.
- Beim Schenkelguss dehnt man das Gießen einfach bis zur Hüfte aus.

Wassertreten

Kneippanlagen oder Wassertretbecken gibt es an verschiedenen Orten, nicht nur an Pfarrer Kneipps Wirkungsstätte in Bad Wörishofen, wo man ganze 22 zählt. Googeln Sie, wo sich das Nächstgelegene befindet! Aber zum Wassertreten eignet sich auch ein nicht zu tiefer Bach oder Teich. Und wenn Sie in der Großstadt wohnen, füllen Sie einfach zu Hause die Badewanne oder ein anderes Wännchen bis auf Wadenhöhe mit leitungskaltem Wasser und schaffen so Ihre eigene Kneippanlage.

!

Wassertreten können Sie auch zuhause.

Beim Wassertreten, das eine optimale Übung für schwache Venen darstellt, wird idealerweise das Training der Beinmuskeln und Muskelpumpen mit der durchblutungsfördernden Wirkung des kalten Wassers kombiniert. Die Muskeln und Venenwände werden gekräftigt, das Bein wird entstaut. Und so geht's:

- Steigen Sie mit warmen Füßen in die Wanne, das Becken oder den Bach und stapfen Sie wie ein Storch durch das oder im Wasser. Dies kann auch auf der Stelle sein. Heben Sie bei jedem Schritt das Bein ganz aus dem Wasser und lassen Sie die Fußspitzen nach unten zeigen. Das Immer-wieder-Eintauchen wirkt wie ein Jungbrunnen auf die Beine.
- Führen Sie die Übung aus, solange sie Ihnen Spaß macht, mindestens aber eine bis zwei Minuten oder bis Sie es gar nicht mehr aushalten, wenn der Kältereiz zu stark wird.
- Danach streifen Sie das Wasser mit bloßen Händen ab und gehen im Trockenen herum oder ruhen sich zugedeckt aus.
- Zum richtig molligen Wiederwarmwerden ziehen Sie am besten Wollsocken über.

Wechselbäder sind nicht nur bei Venenleiden, sondern auch für ganz Gesunde empfehlenswert, denn sie helfen nicht nur bei der Venenstärkung, sondern auch bei der Kräftigung der Immunabwehr und sind wirksam bei Kopfschmerzen, Schlafstörungen, Unruhe und Durchblutungsstörungen.

Wechselbäder

Zu einem Wechselbad benötigen Sie zwei Schüsseln, Eimer oder Kübel, die Sie nebeneinander stellen. Das Wasser in einer Schüssel ist kalt, aber nicht unter 15 °C. Das Wasser in der anderen Schüssel ist etwa 40 °C, aber nicht darüber.

Zuerst stellen Sie sich bis unterhalb der Knie ungefähr fünf Minuten in das warme Wasser. Dann wechseln Sie rasch ins kalte Wasser und verweilen dort etwa zehn bis 15 Sekunden. Das Wechselbad endet beim dritten Durchgang mit kaltem Wasser. Die durchblutungsfördernde Anregung werden Sie sehr schnell spüren!

!

Auch hier gilt: Nicht abtrocknen, sondern sich bewegen, eventuell warme Socken anziehen oder zugedeckt auszuruhen.

Ganzkörperwaschung

Die Ganzkörperwaschung dient dazu, nicht nur den Blutfluss der Venen, sondern des ganzen Leibes wieder in Schwung zu bringen.

- Machen Sie einen Waschlappen mit kühlem oder kaltem Wasser nass. Fangen Sie mit dem Oberkörper an: Waschen Sie den linken Arm in mehreren Strichen von der Hand bis zur Schulter, dann nehmen Sie sich Hals, Brust und Bauch vor.
- Machen Sie die Waschung am anderen Arm.
- Schließlich gehen Sie zu den Beinen: Beginnen Sie auf dem rechten Fußrücken und arbeiten Sie sich nach oben und wieder herunter zum linken Fußrücken, bevor Sie das ganze noch einmal umgekehrt machen.

Kalte Brause

An warmen Sommertagen, wenn die Venen sich erweitern und die Gefahr einer Venenstauung wächst, ist es empfehlenswert, die Beine zwei- bis dreimal täglich kalt abzubrausen. Nach und nach können Sie das Wasser kälter einstellen. Gehen Sie dabei nicht tiefer als bis etwa 16 Grad.

Kalte Beinwickel

Übermäßigen Wasseransammlungen im Gewebe kann durch kalte Beinwickel entgegengewirkt werden. So gelangt überflüssige Gewebeflüssigkeit durch den Kältereiz wieder in den Kreislauf zurück und wird von den Nieren abtransportiert.

Tränken Sie ein Handtuch mit kaltem Wasser und wickeln Sie es um die Waden. Wickeln Sie ein trockenes Tuch und dann noch ein Wolltuch darüber. Lassen Sie den Wickel etwa zehn Minuten wirken. Wenn Sie sich etwas besonders Gutes tun möchten, geben Sie einen Sud aus Arnika, Beinwell oder Zinnkraut in das kalte Wasser.

Kühlende Quarkwickel sind ein altes Hausmittel, wirken entzündungshemmend und ziehen die Entzündung aus dem Gewebe. Bestreichen Sie mit einem Teigschaber zwei alte Küchenhandtücher etwa einen Zentimeter dick mit zimmerwarmem Magerquark und legen Sie sie um die Unterschenkel. Legen Sie ein Handtuch darum, damit nichts tropft, und betten Sie sich zusätzlich vorsichtig eine Decke auf die Beine, damit Sie nicht auskühlen.

Auch Essigeinreibungen wirken kühlend und durchblutend auf Ihre Beine. Verwenden Sie unverdünnten Essig und reiben Sie ab und zu vorsichtig Ihre Beine damit ein. Der Geruch ist zwar zunächst wenig angenehm, verfliegt aber schnell, und die lindernde Wirkung stellt sich rasch ein.

Fußbäder und Fußcremes

Ein Fußbad mit Latschenkiefer, Fichtennadel oder anderen Kräutern wirkt erfrischend. Danach können Sie eine Fuß- und Beincreme mit natürlichen Wirkstoffen auftragen bzw. sanft einmassieren. Achten Sie darauf, dass Sie immer in Richtung Herz streichen und bei bestehenden Krampfadern nur leichten Druck ausüben.

Kühlende Gels oder Lotionen mit Menthol, Ginkgo oder Algen wirken entstauend und belebend. Auch heilsame Pflanzenwirkstoffe in Form von Extrakten und Balsam aus Rosskastanie und rotem Weinlaub haben sich zur Stärkung des Bindegewebes und der Venenwände (Erhöhung ihrer Spannkraft) sowie zur Ver-

Achtsam massieren

Massieren Sie die Beine nicht kräftig, wenn Sie Krampfadern haben. Es könnten sich eventuelle Blutgerinnsel lösen und zur Lunge wandern, wo sie möglicherweise Thrombosen auslösen. Streichen Sie Cremes deshalb immer leicht und sanft von unten nach oben ein.

ringerung ihrer Durchlässigkeit bewährt. Diese Zusätze sind auch in Venenpharmaka enthalten.

Heilpflanzen

So stärken Heilpflanzen die Venen

Für die Venen und auch bei Krampfadern und Venenentzündungen können bestimmte Pflanzen eine Heilung beeinflussen. Die Pflanzenheilkunde, die sogenannte Phytotherapie, ist das älteste Verfahren zur Behandlung von Krankheiten überhaupt. Nachdem das Jahrhunderte alte Wissen von Landbevölkerung und Kräuterfrauen durch die moderne Schulmedizin stark in den Hintergrund gedrängt wurde, gewinnt es in den letzten Jahren mehr und mehr an Bedeutung zurück. Vor allem in Klöstern war das Heilwissen über Pflanzen bekannt, und Kräutergärten waren selbstverständlich. Die berühmteste „Kräuterfrau" ist wohl Hildegard von Bingen, (1098–1179), eine Benediktinerin, Äbtissin, Dichterin und bedeutende Universalgelehrte ihrer Zeit.

Gerade bei der Behandlung von Venenleiden nehmen Heilpflanzen und pflanzliche Wirkstoffe einen breiten Raum ein. Extrakte aus Rosskastaniensamen beispielsweise oder rotes Weinlaub soll die Venenwände von innen abdichten, wodurch weniger Flüssigkeit aus den Venenwänden austreten kann und Wasseransammlungen im Gewebe abgebaut werden. Entzündungen in den Venenwänden werden reduziert, Schwellungen im Gewebe vermindert.

Es gibt Medikamente mit pflanzlichen Wirkstoffen, die sogenannten Phytopharmaka, sowie auch die direkte Anwendung von Heilkräutern. Diese können zur Vorbeugung und Unterstützung der Behandlung chronischer Venenleiden eingesetzt werden. Normalerweise verursachen sie keine schädlichen Nebenwirkungen.

Sie entfalten ihre Wirkung, indem sie

- Stauungen rasch beseitigen,
- Entzündungen aufhalten oder hemmen,
- Venenwände abdichten und Flüssigkeitsaustritt unterbinden,
- Venenwände stabilisieren (Venentonisierung) und
- die Durchlässigkeit der Venenwände senken, Ödemen vorbeugen.

!

Achten Sie besonders bei Krampfadern darauf, dass die Creme nicht einmassiert, sondern aufgestrichen wird.

Es gibt Präparate zum Einnehmen und zum Auftragen auf die Haut. Sie werden in Form von Cremes, Salben oder kühlenden Gels angeboten. Manche Heilpraktiker empfehlen vor allem die äußerliche Anwendung von Pflanzenpräparaten für die Venen.

Andere raten außerdem zu Tabletten oder Kapseln, die ausreichend dosiert sind, damit die Wirkung zufriedenstellend ist. Oft entfaltet sich die Wirkung erst nach längerer Einnahme; deshalb haben Sie Geduld! Sie werden sehen: Langfristig lohnt sich das Warten. Erst nach zwei bis drei Monaten können Sie beurteilen, ob die jeweiligen Tabletten oder Kapseln Wirkung zeigen.

Rosskastanie: Nicht nur für Rösser gut

Eines der phytotherapeutischen Hauptmittel gegen Venenschwäche und Krampfadern ist die Rosskastanie. Der Baum hat eine lange Geschichte als Arznei- und Nutzpflanze. Wissenschaftler der Universität Würzburg kürten die Rosskastanie zur Arzneipflanze des Jahres 2008.

Den Namen hat die Rosskastanie aus früheren Zeiten, als sie an Pferde verfüttert wurde, die unter Husten oder Atemnot litten. Es war üblich, eine Rosskastanie in der Hosentasche zu haben, um sich vor Rheuma zu schützen, aber als richtige Heilpflanze, die auch dem Menschen nützt, wurde die Kastanie erst Anfang des 20. Jahrhunderts entdeckt. Die Rosskastanie nimmt heute in der Behandlung und Unterstützung von Venenleiden eine besondere Stellung ein. Aus guten Grund: Der Wirkstoff Aescin wirkt vor allem gefäßabdichtend und somit gegen Wassereinlagerungen im Gewebe. Außerdem wird ihm eine schwach krampflösende und entzündungshemmende Wirkung nachgesagt. Er kann Beschwerden, die durch Venenschwäche ausgelöst werden, lindern: Jucken, Schmerzen, Schwellungen, nächtliche Wadenkrämpfe und sogar Hämorrhoiden. Benutzt man die Rosskastanie als kühlendes Gel, kann auch die Kühlung, z. B. bei schweren, müden und geschwollenen Beinen guttun.

Schon morgens können Sie die Salbe vorsichtig über die Venen und Krampfadern reiben. Abends ist die Anwendung noch wirkungsvoller gegen die Beinschwellungen. Ratsam ist, rosskastanienhaltige Präparate bereits dann aufzutragen, wenn die ersten Beinschwellungen auftreten, am besten in Verbindung mit Fuß- und Beinübungen. Ideal zur Vorbeugung ist die Rosskastanie auch vor langen Autofahrten oder Flugreisen.

!

Venostasin® retard, ein traditionelles pflanzliches Arzneimittel, enthält den pflanzlichen Wirkstoff Rosskastaniensamenextrakt. Die Creme wirkt abschwellend und bringt so eine rasche Linderung der Beschwerden.

Rosskastanien-Tinktur selbst herstellen

Gegen Krampfadern kann eine Tinktur aus Rosskastanien helfen, die Sie selbst herstellen können. So geht's: Füllen Sie zerkleinerte Rosskastanien, die Sie im Herbst selbst gesammelt haben, bis zur Hälfte in eine Literflasche und gießen Sie 96%igen Alkohol aus der Apotheke dazu. Stellen Sie die Flasche etwa eine Woche lang an ein sonniges Plätzchen, etwa aufs Fensterbrett. Reiben Sie dann die Beine mehrmals täglich mit der Tinktur ein.

Rotes Weinlaub: Warum Winzer so schöne Beine haben

Die Weinrebe ist eine vielfältige Pflanze. Aus ihren vergorenen Trauben kann man Weiß- oder Rotwein machen, aus den Nebenprodukten entsteht Grappa, aus den Kernen hochwertiges Traubenkernöl. Und Weinblätter kann man nicht nur einlegen, sie sind auch schon seit der Antike als Heilpflanze bekannt, etwa gegen Entzündungen. Das rote Weinlaub, also die im Herbst röt-

!

Das rote Weinlaub fördert die Mikrozirkulation und stärkt dadurch die Durchblutung.

lich verfärbten Blätter, enthalten vier bis fünf Prozent Flavonoide sowie Gerbstoffe. Diese Flavonoide weisen eine entzündungshemmende Wirkung auf und können Gefäßwände abdichten.

Das Weinlaub wird erst nach der Weinlese geerntet. Es handelt sich dabei um eine besonders alte Rebsorte, deren Blätter sich durch eine besonders hohe Anzahl roter Farbstoffe auszeichnen. Das rote Weinlaub fördert die Mikrozirkulation, wodurch die Durchblutung bis in die kleinsten Gefäße gestärkt wird. Die Wirkstoffe hemmen Entzündungen, mindern Schwellungen, Spannungsgefühl oder Kribbeln in den Beinen. Wie die Rosskastanie wirkt auch rotes Weinlaub gefäßabdichtend.

Extrakte aus rotem Weinlaub werden als Salben, Cremes oder Tabletten bzw. Kapseln angeboten. In Tabletten- oder Kapselform kann eine anhaltendere Wirkung erzielt werden. Haben Sie auch hier Geduld, die sich aber oft auszahlt – manchmal dauert es mehrere Wochen, bis sich die Wirkung einstellt.

Lindernde Arnika: „Wertvoller als Gold"

Die Arnika blickt ebenfalls auf eine lange „Karriere" als Heilpflanze zurück. 1986 wurde sie zur Blume des Jahres gekürt, im Jahr 2001 war sie Arzneipflanze des Jahres. Als wertvoller als Gold bezeichnete Pfarrer Kneipp diese Pflanze mit den leuchtend gelben Blüten.

Die Arnika, die unter Naturschutz steht und nicht gesammelt werden darf, fühlt sich auf naturbelassenen Bergwiesen oder kalkarmen Moorböden zu Hause. Sie hilft, wenn sie äußerlich aufgetragen wird, gegen Prellungen, Verstauchungen und Entzündungen. Bei schwachen Venen kennen viele Betroffene das Phänomen, dass sich in den Beinen Wassereinlagerungen bilden. Knöchel und Waden schwellen an. Arnika-Blütenextrakte wirken positiv auf Entzündungsreaktionen und können Wassereinlagerungen entgegenwirken. Zurückzuführen ist dies vor allem auf die enthaltenen ätherischen Öle und Flavonoide.

!

Arnika hilft bei Wassereinlagerungen in den Beinen.

Beinwell: Der Name sagt es schon

Beinwell, schon im Mittelalter bekannt, entfaltet laut moderner Studien eine sehr gute entzündungshemmende und abschwellende Wirkung. Äußerlich angewendet wird er schon seit alters her bei Prellungen, Verstauchungen oder Knochenbrüchen. Auch Hildegard von Bingen beschrieb Beinwell als wertvolle Heilpflanze und baute ihn im Kloster an. Sie sagte: „Die innere Anwendung von Beinwell bringt die gesamte Ordnung der Körpersäfte durcheinander. Aber auf die Haut aufgetragen, heilt er Geschwüre der Glieder."

!

Beinwell wirkt entzündungshemmend.

Arzneilich wirksam sind vor allem die Inhaltsstoffe Allantoin, Cholin und Gerbstoffe. Allantoin wirkt nicht nur positiv auf die Wundheilung, sondern hat darüber hinaus geweberegenerierende Effekte. Er fördert den Zellaufbau und das Zellwachstum, was in der alten Heilkunde vor allem bei der Behandlung von Unterschenkelgeschwüren genutzt wurde. Cholin hemmt die Bildung von Ödemen und wirkt durchblutungsfördernd. Die Gerbstoffe im Beinwell wirken antimikrobiell. Die Beinwellextrakte sorgen für einen schnellen Wiederaufbau von verletztem Gewebe und fördern den Heilungsprozess auch schlecht heilender Wunden.

Beinwell wird auch als Salbe bei Prellungen, Verstauchungen oder Verspannungen in Nacken, Schulter und Rücken sowie bei Sehnenscheiden-Entzündungen eingesetzt. Andere Anwendungsgebiete sind Muskelkater, Schleimbeutelentzündungen, Nagelbettentzündungen, Blutergüsse. Für die äußerliche Anwendung werden die frischen Blüten der Pflanze geerntet und sind beispielsweise in vielen Sportsalben enthalten.

Auch in der Homöopathie wird Beinwell, allerdings nicht die Blüte, sondern die frischen Wurzeln, bei Durchblutungsstörungen, schlecht heilenden Wunden, Gelenkschmerzen und Venenentzündungen verwendet.

Fußbad mit Beinwell selbst herstellen

Beinwell, gerne zusammen mit Ringelblumenextrakt eignet sich auch für Fußbäder. Er entspannt schmerzende Muskeln, löst Venenstauungen und ist eine Wohltat bei Krampfadern und brennenden Füßen. Für ein Fußbad kochen Sie 100 Gramm Beinwellwurzeln in einem Liter Wasser zehn Minuten lang auf und fügen dann so viel kaltes Wasser hinzu, dass es für ein Fußbad angenehm ist.

Aus diesem Beinwell-Wasser-Sud können auch Umschläge gemacht werden. Tränken Sie Baumwolltücher mit dem abgekochten und etwas abgekühlten Beinwellwasser (eventuell auch Beinwelltee) und legen Sie diese um die Beine.

Ringelblume: Krampflösend

Die Blüten der Ringelblume sehen nicht nur hübsch aus, sie helfen auch gegen Entzündungen und beschleunigen die Wundheilung. Man findet diese anspruchslose Pflanze in vielen Gärten auf dem Lande und auch am Wegesrand.

Ihr hoher Anteil an Carotinoiden, Phytosterolen, Flavonoiden und essenziellen Fettsäuren verleiht ihr Anti-Aging-Eigenschaften. Sie macht die Haut geschmeidig und wirkt krampflösend, antibakteriell und entzündungshemmend und ist für die Behandlungen von Hautproblemen, aber auch Magenschmerzen oder -geschwüren geeignet. Ihre antiseptischen und zusammenziehenden Eigenschaften machen sie zu einem wirksamen Mittel bei angegriffener oder entzündeter Haut, bei Sonnenbrand, Krampfadern, Akne und Hautausschlägen. Zur inneren Anwendung eignet sich ein Tee, zur äußeren eine Salbe oder Tinktur. Bei Krampfadern kann täglich aufgetragene Ringelblumensalbe aus der Apotheke Ihre Beschwerden lindern.

Ringelblumensalbe selbst herstellen
Hilfreich bei Krampfadern kann auch eine Salbe auf Schweineschmalzbasis sein. So stellen Sie Ihre Ringelblumensalbe selbst her:

Nehmen Sie 100 Gramm Schweineschmalz und lassen Sie es in einem Topf schmelzen. Geben Sie dann etwa zehn Gramm Ringelblumen-Blüten dazu. Das Ganze etwa eine halbe Stunde lang leicht köcheln und über Nacht ziehen lassen. Am nächsten Morgen erwärmen Sie die Masse, damit sie wieder flüssig wird, und seihen Sie durch ein Tuch oder eine Filtertüte ab. Füllen Sie die Salbe zum Schluss in ein Döschen.

Schüßler-Salze

Für die Venen und auch bei Krampfadern und Venenentzündungen können homöopathische Mittel und bestimmte Pflanzen eine Heilung beeinflussen. Die Schüßler-Salze gehören zur Homöopathie, die sich auch zur Selbstanwendung eignet.

Die „Salze des Lebens“, die „Biochemie nach Dr. Schüßler“ oder die „Biochemische Mineralsalztherapie“ kennt heute fast jeder. Es handelt sich um homöopathisch zubereitete Mineralsalze in niedriger Dosierung, die keine chemischen Mittel, sondern reine Naturstoffe sind, die in jedem von uns selbst enthalten sind. In einem Salz sind jeweils eine Base und eine Säure verbunden. Wilhelm Heinrich Schüßler entwickelte Ende des 19. Jahrhunderts die These, dass Krankheiten zu einem großen Teil auf der Grundlage eines „gestörten Mineralhaushalts“ entstehen. Es gelang ihm herauszufinden, welche Salze hauptsächlich in unseren inneren Organen vorkommen, welche Aufgabe sie haben und welche Beschwerden entstehen, wenn eine Störung vorliegt.

!

Schüßlers These: Bei viele Krankheiten handelt es sich um ein Ungleichgewicht des Mineralstoffgehalts in den einzelnen Körperzellen.

Schüßlers Ansatz war, dass es bei vielen Krankheiten um ein Ungleichgewicht des Mineralstoffgehalts in den einzelnen Körperzellen geht. In jener Zeit war die Erkenntnis, dass unser Körper aus einer Vielzahl kleinster Bausteine, den Körperzellen, besteht, relativ neu. Schüßler war damals von den Forschungen des Mediziners Rudolf Virchows sehr beeindruckt, der als Erster herausfand, dass das einwandfreie Funktionieren der einzelnen Zellen die Grundvoraussetzung für Gesundheit ist. Schüßler untersuchte aufgrund dieser revolutionären Erkenntnis Virchows, was diese Zellen gesund und leistungsfähig hält.

Ohne Mineralsalze geht nichts

Das Zusammenspiel lebenswichtiger Mineralsalze in unseren Zellen steuert viele Funktionen und hält unseren Körper gesund und leistungsfähig. Stehen manche dieser Salze nicht in ausreichender Menge als „Betriebsstoffe“ zur Verfügung, ist ihre Funktionsweise eingeschränkt und es entstehen Krankheiten. Schüßler zog daraus den Schluss, Krankheiten durch einen Ausgleich des Defizits kurieren zu können. Schüßler-Salze bieten viele Einsatzmöglichkeiten zur akuten oder chronischen Behandlung und besonders auch zur Vorbeugung von Krankheiten im Frühstadium.

!

Alle Schüßler-Salze zusammen ergeben ungefähr die mineralische Zusammensetzung von Meerwasser.

Grundpfeiler der Heilweise nach Schüßler sind zwölf Mineralstoffe, die zwölf Schüßler-Salze, die der Begründer nach homöopathischen Regeln potenzierte. Damit sind sie übersichtlicher, überschaubarer und leichter verständlich als die Homöopathie mit ihren tausenden von Mitteln, Besonderheiten oder auch Regeln.

Wie es funktioniert

Bei Schüßler gelangen nur Stoffe zum Einsatz, die als solche auch in unserem Körper vorkommen. Sie bewirken den Ausgleich eines Defizits, können aber nicht in konzentrierter Form die Zelle erreichen, da diese von einer Schutzhaut, der Zellmembran, umgeben ist. Da es nun gar nicht so einfach ist, Wirkstoffe ins Zellinnere zu bringen, kam Schüßler auf die Idee der Potenzierung bzw.

Verdünnung, bei der er sich von der Homöopathie inspirieren ließ. Dabei ging es Schüßler um eine modern und wissenschaftlich begründete Heilmethode und nicht um ein esoterisches Konzept. In den Verdünnungen werden die mineralischen Verbindungen so fein verteilt und in winzig kleine Portionen aufgespalten, dass sie durch die Schutzhülle der Zellen dringen (diffundieren) können.

Beim Potenzieren bzw. Verdünnen der Salze wird ein Ausgangsstoff schrittweise mit Milchzucker verrieben. Das Mineralsalz wird auf diese Weise immer mehr verdünnt und gewinnt durch den Verreibungsprozess an Wirkkraft. Die Mineralstoffe werden in ihrer Molekularstruktur soweit „zerkleinert", dass sie schon im Mund- und Rachenraum über die Schleimhäute aufgenommen werden können. Auf diese Weise kommen sie mit keinen Verdauungssäften im Magen in Berührung. Ein Grundgedanke dabei ist, dass Mineralsalze auf ihrem Weg durch den Verdauungskanal meistens chemisch stark verändert werden und von Körper oft nicht in ausreichender Menge aufgenommen werden können.

Die vier Lehrsätze von Schüßler

1. Alle Krankheiten entstehen durch einen Mangel an bestimmten lebensnotwendigen Mineralstoffen.
2. Durch Zuführung der fehlenden Stoffe tritt die Heilung ein.
3. Die Zuführung der Mineralstoffe darf nur in allergeringsten Mengen erfolgen.
4. Die Zuführung der fehlenden Stoffe muss in solch einer Verdünnung erfolgen, dass der Übertritt des heilwirksamen Salzes unmittelbar durch die Mundhöhle, des Schlundes und der Speiseröhre direkt ins Blut erfolgt.

!

Potenzierte Mineralstoffe sollen die Zellen stimulieren, sich zu regenerieren und Ausschau nach dem Mineralstoff zu halten, der ihnen gerade fehlt.

Schüßler-Salze als Reiztherapie

Die potenzierten Mineralstoffe setzen einen Heilungsreiz im Körper und regen ihn damit zur Selbstheilung an. Sie stimulieren die Zellen, sich zu regenerieren und Ausschau nach dem Mineralstoff zu halten, der ihnen gerade fehlt. Das heißt, sie geben den Zellen die Information, die ihnen gerade fehlt, um sie in die Lage zu versetzen, weitere fehlende Mineralstoffe aus der Nahrung bzw. aus dem Blut zu holen und aufzunehmen. Die Heilpraktikerin Karoline Dichtl drückt dies so aus: „In den Schüßler-Präparaten wird jedoch nicht der Mineralstoff selbst in hohen Mengen zugeführt, sondern dem Körper wird eine Art ‚Matrix' vorgegeben, die ihm sagt, wonach er Ausschau halten soll."

Ein Mangel wird als Folge einer Verteilungsstörung bzw. einer Nichtverwertbarkeit des jeweiligen Mineralstoffes gesehen. Durch die Potenzierung der Mittel wird ein Reiz gesetzt, der zur Folge hat, dass die Zellen das fehlende Mineral besser aus der Nahrung aufnehmen und sich erneuern. Das Mineral kann wieder dorthin gelangen, wo es gebraucht wird und wo der Körper es zur Heilung benötigt, sodass die Zelle wieder gut funktionieren kann.

Ein Beispiel: Wadenkrämpfe treten auf, weil der Muskulatur nicht genügend Magnesium zur Verfügung steht; vielleicht trotz gesundem Essen. Warum ist nicht genügend Magnesium in der Muskulatur, das eine Entkrampfung bewirken könnte? Schüßler nannte dieses Phänomen eine „Molekülverteilungsstörung". Das heißt, dass in diesem Fall winzige Magnesium-Ionen nicht zur richtigen Zeit am richtigen Ort sind. In diesem Fall hebt das Schüßler-Salz Magnesium phosphoricum die gestörte Verteilung der Ionen auf, sodass die Magnesiumionen wieder in jede einzelne Muskelzelle gelangen und den Krampf auflösen können. Das Salz gibt dem Organismus also einen Impuls, der ihm hilft, das Mineral aus der Nahrung aufzunehmen und am richtigen Ort zu verwerten.

Welche Salze sind gut für die Venen?

Stoffe, die bei Schüßler zum Einsatz kommen, sind Kalzium, Kalium, Natrium, Silicium oder Magnesium. Diese sind mit anderen chemischen Stoffen wie Sulfur, Chlorat oder Phosphor kombiniert. Während Sulfur eine reinigende Funktion, Chlorat eine antiseptische, klärende Wirkung hat, regt Phosphor zum Beispiel die Gehirnfunktion, die Energieversorgung oder den Stoffwechsel an.

Schüßler erkannte: „Jedes Salz muss so verdünnt werden, dass es die Funktion gesunder Zellen nicht stört, aufgetretene Funktionsstörungen aber ausgleichen kann.“ Verreibungen in D6- und D12-Potenzen haben sich in Bezug auf ihre Zellgängigkeit am meisten bewährt. Schüßler gab an, je weniger die Mineralsalze verdünnt und verrieben werden, umso unwirksamer sind sie, weil sie dann nur schwer vom Körper aufgenommen werden können. In den Potenzen D6 und D12 aber können sie am besten als „Türöffner“ für andere Wirkstoffe dienen.

Nehmen Sie zwei bis drei Monate lang mehrmals täglich die Tabletten der vorgeschlagenen Salze. Achtung: Wählen Sie immer nur drei Salze auf einmal hintereinander aus. Sie können aber jeweils auch nur ein Salz nehmen. Wichtig: Jede Tablette einzeln und langsam im Mund zergehen lassen.

Lassen Sie die kleinen Tabletten unter der Zunge zergehen oder lösen Sie sie in heißem Wasser auf und trinken Sie sie schlückchenweise. Zum Verrühren sollten Sie keinen Metalllöffel verwenden, sondern einen Plastiklöffel oder Holzspatel.

!

Schüßler Mineralsalze regen die Zellen an, Mangelzustände auszugleichen. Kleinste Arzneianreize aktivieren die Selbstheilungskräfte des Körpers.

Für Venenleiden eignen sich besonders:

Nr. 1 Calcium fluoratum D12
Nr. 3 Ferrum phosphoricum D12
Nr. 7 Magnesium phosphoricum D6
Nr. 8 Natrium chloratum D6
Nr. 10 Natrium sulfuricum D6
Nr. 11 Silicea D12

Bei Venenschwäche und Krampfadern fehlen aus biochemischer Sicht Kalziumfluorid und Silizium. Deshalb ist es empfehlenswert, schon morgens drei- bis viermal die Salze Nr. 1 und Nr. 11 einzunehmen und nachmittags noch einmal drei- bis viermal. Diese Salze kräftigen das Stütz- und Bindegewebe.

Die Nr. 1 kann dem starren Venensystem seine Elastizität zurückgeben (in Verbindung mit Venenübungen). Die Nr. 11 stabilisiert durch die Kieselsäure das Venensystem und auch die Venenklappen.

Bei Ödemen und Schwellungen hilft die Nr. 8, denn Natrium chloratum reguliert den Wasserhaushalt.

Die Nr. 10 schafft überflüssige Flüssigkeiten aus dem Körper und sorgt für die Reinigung der Zellen. Natrium sulfuricum hilft deshalb auch bei ödematösen Schwellungen.

Bei (Venen-)Entzündungen hilft die Nr. 3. Eisenphosphat wirkt im Anfangsstadium von Entzündungen unterstützend und ist für den Sauerstofftransport im Blut zuständig.

Bei Wadenkrämpfen und überhaupt bei Krämpfen hilft die Nr. 7 Magnesium phosphoricum. Im akuten Stadium oder vorbeugend empfiehlt sich hier die Einnahme als sogenannte „heiße“ Sieben. Dabei werden fünf bis zehn Tabletten in heißem Wasser aufgelöst und über den Tag hinweg langsam in kleinen Schlückchen getrunken.

Blutegeltherapie – ungewöhnlich, aber hochwirksam

Eine nicht ganz gewöhnliche Therapie in der modernen Zeit, aber ein über Jahrtausende bewährtes Heilverfahren stellt die Blutegeltherapie dar. Die ersten Aufzeichnungen über ihren therapeutischen Einsatz stammen aus Mesopotamien aus dem 4. Jahrtausend v. Chr., und auch in Europa war die Blutegeltherapie seit der Antike bis ins 19. Jahrhundert hinein ein wesentlicher Bestandteil der ärztlichen Therapie und der Volksmedizin.

Sie wird bei Venenschwäche, Besenreisern, Krampfadern, aber auch bei Arthrose und bei Krankheiten, die mit Durchblutungsstörungen einhergehen, eingesetzt. Dabei werden Blutegel auf akut entzündete Hautareale gesetzt. Dort saugen sie Blut an und geben ihren Speichel in die Haut ab. Der Speichel der Blutegel enthält eine außergewöhnliche Mischung aus einer Vielzahl entzündungshemmender und gerinnungsaktiver Substanzen, die beim Saugen freigesetzt werden. Einer der Wirkstoffe ist Hirudin, der die Blutgerinnung hemmt. Er ist in vielen Gels und Salben enthalten. Der Wirkstoffcocktail des Blutegelspeichels vermag sogar Thromben aufzulösen sowie die Durchblutung und den Lymphfluss anzuregen.

!

Blutegel kommen bei Krankheiten, die mit Durchblutungsstörungen einhergehen, zum Einsatz.

Es werden meistens mehrere Tierchen rund um die ausgewählte Stelle angesetzt. Nach 20 Minuten bis zwei Stunden sind sie gesättigt und lassen los. Ein Tier nimmt dabei zehn bis 20 Milliliter Blut auf, es entsteht also der Effekt eines „Mini-Aderlasses“. Ein Nachbluten ist bei dieser Therapie erwünscht und hat eine entstauende Wirkung zur Folge. Die Bestandteile des Egelspeichels wirken schmerzstillend und können (Mikro-)Thromben in den Gefäßen auflösen. Sie wirken blutverdünnend und verbessern die Fließeigenschaft des Blutes. Auch der Lymphstrom wird angeregt.

Die venengesunde Ernährung

Wie Sie bereits wissen, vereinigt sich das Blut, das durch die Venen aus den Füßen nach oben fließt, im weiteren Verlauf zu immer größeren Sammelvenen. In der Oberschenkelvene münden sehr viele venöse Seitenäste in einer Art Knotenpunkt, dem sogenannten Venenstern. Nicht nur eine ungünstige Haltung, sondern auch Übergewicht bewirkt, dass zusätzlicher Druck auf die Beckenvenen ausgeübt wird. Dieser Druck wirkt sich ungünstig auf das darunterliegende Beinvenensystem und die Venenklappen aus, da es in der gesamten Vene von diesem zentralen Punkt aus zur Druckerhöhung kommt. Bauen Sie deshalb den Druck im Bauch-Becken-Raum langsam ab.

> **!**
>
> Eine venengesunde Ernährung hat unter anderem das Ziel, Druck im Bauchraum zu verringern.

Auch bei Blähungen, Verstopfung und einem müden, überlasteten Darm können die Venen hier regelrecht stranguliert werden, und das Blut staut sich nach unten hin zurück. Bei Verstopfung kann der mit verhärteter Stuhlmasse gefüllte Darm auf die großen Venen im Bauchraum drücken. Dadurch fließt das Venenblut aus den Beinen unter erschwerten Bedingungen zu Herz und Lungen zurück. Die zur Entleerung des Darms notwendige Anstrengung, nämlich Drücken und Pressen, führt zu weiterer Druckerhöhung im Unterleib und Behinderung des Venenrücktransports bzw. des sauerstoffarmen Blutes. Insgesamt gilt es immer, einen zu hohen Druck im Bauchraum zu verhindern.

Aktiver Stoffwechsel – gesunde Beine

Deshalb ist ein aktiver Stoffwechsel und regelmäßiger, weicher Stuhlgang von großem Wert und ausschlaggebend für einen ungehinderten Blutrückfluss aus den Venen. Ein zu hoher Druck im Bauchraum presst nämlich das Blut wieder Richtung Bein. Einen guten Stuhlgang und Stoffwechsel können Sie neben der Bewegung erheblich durch Ihre Ernährung beeinflussen.

Ganz wichtig ist es zunächst, dass Sie jeden Tag ausreichend Flüssigkeit zu sich nehmen. Trinken Sie täglich zwei bis drei Liter, am besten Leitungswasser, Mineralwasser oder Kräutertees. Das hält den Darm in Schwung und verhindert eine Verdickung des Blutes. Auf viel Alkohol und Kaffee sollten Sie besser verzichten oder diese Getränke wenigstens nur in Maßen zu sich nehmen, weil sie die Gefäße erweitern und Wassereinlagerungen begünstigen.

Mit Ballaststoffen den Venendruck vermindern

Ballaststoffe sind unverdauliche Bestandteile der Nahrung, die ein früheres Sättigungsgefühl hervorrufen, im Magen aufquellen und den Stuhlgang anregen, weil sie dem Darm das nötige Volumen geben. Sie wirken wie „Füllmaterial" und helfen bei der Entgiftung des Körpers, indem sie Schadstoffe binden und abtransportieren. Die regelmäßige Zufuhr von Ballaststoffen bewirkt eine aktive Darmtätigkeit und eine kürzere Verweildauer des Stuhles im Darm. Eine ballaststoffarme Ernährung dagegen begünstigt Verstopfung und infolgedessen schädliches Pressen beim Stuhlgang.

> **!**
> Eine regelmäßige Zufuhr von Ballaststoffen sorgt für einen aktiven Darm.

Ideale Nährstofflieferanten sind frisches Obst und Gemüse der Saison, das am besten aus ökologischem Anbau stammt. Setzen Sie es täglich mehrmals auf Ihren Speisezettel! Wählen Sie möglichst heimische Produkte und halten Sie sich an das Angebot der Jahreszeiten. Aus Äpfeln, Birnen, Waldbeeren (besonders Brombeeren), Pflaumen, Zwiebeln, Zucchini, Hülsenfrüchten, Karotten, Sauerkraut, Mangold, Spinat, grünem Salat etc. lassen sich schmackhafte Gerichte zubereiten.

Verzehren Sie daneben außerdem Vollkornprodukte, also Vollkornbrot, Vollkornnudeln oder Naturreis, sowie Getreide wie Bulgur, Couscous oder Quinoa, Leinsamen und Weizenkleie. Diese ballaststoffreichen Lebensmittel liefern darüber hinaus viele wichtige Mineralstoffe.

Heilkräfte in Lebensmitteln

Außerdem sind Kräuter und Gewürze eine hervorragende Ballaststoffquelle, die darüber hinaus die Speichel- und Magensaftausschüttung anregen und die Verdauung fördern. Sie enthalten wertvolle Nährstoffe, Vitamine, Mineralstoffe und Spurenelemente. Ätherische Öle und Bitterstoffe wirken verdauungsfördernd und regen den Stoffwechsel an.

Dazu zählen z. B. Bärlauch, Bohnenkraut, Petersilie und Thymian. Scharfe Gewürze regen neben der Verdauung auch die Fettverbrennung an: Versuchen Sie es mit Chili, schwarzem Pfeffer oder Senf. Nebenbei enthalten viele scharfe Gewürze auch antibakterielle Eigenschaften.

Pflanzliche Gerinnungshemmer, die das Blut flüssig halten, sind für die Venen ebenfalls sehr vorteilhaft: Setzen Sie Knoblauch, Zwiebeln, Ingwer auf Ihren Speiseplan.

Basen und Säuren

Damit die Stoffwechselprozesse reibungslos funktionieren können, brauchen wir Basen und Säuren. Basische, also mineralstoffreiche Nahrungsmittel sollten dabei die säureproduzierenden überwiegen. Am besten ist ein Verhältnis von etwa 80:20 Prozent. Basische Lebensmittel versorgen uns mit allen Nähr- und Vitalstoffen und verhindern eine Übersäuerung, die vielfach für chronische Leiden verantwortlich gemacht wird. Basische Lebensmittel regulieren den Säure-Basen-Haushalt, basische Salze binden und neutralisieren Säure.

Meist haben wir uns jedoch viel zu sehr an eine säurebildende Ernährung gewöhnt: Fast Food, Fertiggerichte, Konservierungsmittel, zu viel Fleisch, Alkohol, Kaffee, Cola, Limonade, Industriezucker und Weißmehl bestimmen oft unsere Ernährung, ganz abgesehen von den Säurebildnern Nudeln, Brot und Süßigkeiten. Versuchen Sie auch hier, nicht zu oft zuzugreifen, sondern immer öfter basische Lebensmittel in Ihre Ernährung zu packen.

!

Versuchen Sie den Anteil an basischen Lebensmitteln in Ihrer Ernährung zu erhöhen.

Zu den basischen Lebensmitteln gehören viele Gemüsesorten, Obst (ganz besonders Ananas, Johannisbeeren, Weintrauben und Äpfel), Blattsalate, Tomaten, Paprika, Brokkoli, Zwiebeln, Kräuter, Nüsse, Samen, Sonnenblumenkerne, Sesamsamen und Trockenobst. Interessanterweise gehören auch Zitrone und Essig dazu, die man auf den ersten Blick eher als sauer einschätzen würde. Sogar der oft mit Säure in Verbindung gebrachte Rotwein wirkt im Stoffwechsel basisch. Bei Alkohol gilt jedoch: Nur in kleinen Mengen und nicht täglich.

Flavonoide

Flavonoide sind eine Untergruppe der Polyphenole; das sind aromatische Verbindungen, die zu den sekundären Pflanzenstoffen gehören und manchen Pflanzen Farbe und Geschmack geben. Diese Stoffe, die für die rote, blaue, gelbe oder auch violette Farbe einer Pflanze verantwortlich sind, stecken unter den Schalen oder Randschichten vieler Obst- und Gemüsesorten. Den Flavonoiden wird nachgesagt, dass sie die Venen kräftigen und für deren nötige Spannkraft sorgen. Sie halten zudem das Blut flüssiger und unterstützen den Blutfluss zurück zum Herzen. Außerdem können sie Venenentzündungen reduzieren und Schwellungen mindern.

Beste Quellen für Flavonoide sind: Trauben, Kirschen, rote Beeren, rote Zwiebeln, Oliven, Brokkoli, Tomaten, dunkle Schokolade, Kakao, Zitrone. Tipp: Trinken Sie täglich ein großes Glas roten Traubensaft!

!

Rote Obst- und Gemüsesorten enthalten häufig Flavonoide.

Mit Zitronen gegen Krampfadern
Ganz besonders den Flavonoiden aus der Zitrone wird nachgesagt, dass sie bei Krampfadern Linderung verschaffen. Verschiedene Forschungsarbeiten haben gezeigt, dass die Heilkraft der Zitrone in Bezug auf die Venen ganz besonders wirksam ist. Ihr Saft ist gesund, aber auch ihre Schale. Nehmen Sie hier am besten nur Früchte aus biologischem Anbau.

Das richtige Salz

Haben Sie sich schon einmal über das Salz in der Nahrung Gedanken gemacht? Der Mensch hat es fertig gebracht, gesundes Salz größtenteils aus der Nahrung zu verbannen. Gesundes Salz ist natürliches Salz und enthält ein großes Spektrum verschiedenster essentieller Mineralstoffe und Spurenelemente. Man spricht von 84 Elementen, die die Vitalfunktionen des Körpers stabilisieren.

Im Zuge der Industrialisierung wurde das natürliche Salz „chemisch gereinigt“, gebleicht und Stoffe als Rieselhilfe zugesetzt, damit es nicht verklumpt. Das raffinierte Salz, das um nahezu 100 Prozent auf die Verbindung von Natriumchlorid reduziert wurde, ist damit sozusagen „tot“. Der Gesetzgeber schreibt vor, dass Speisesalz eine Mindestmenge von 97 Prozent Natriumchlorid enthalten muss. 82 Mineralien und Spurenelemente werden daher als „Verunreinigungen“ behandelt und mit hohem technischem Aufwand entfernt. Das Salz erhielt dafür eine schöne weiße Farbe. In vielen Speisen und auch bei der Herstellung von Fleisch- und Wurstwaren, Konserven, Fertigprodukten, Brot und Käse wird dieses Salz verwendet.

Viel besser, gesünder und gehaltvoller ist naturbelassenes Meersalz. Es enthält viele wichtige Mineralien und Spurenelemente und ist durch keine chemische Behandlung sowie Zusatzstoffe belastet. Derzeit wird vor allem Kristallsalz aus dem Hima-

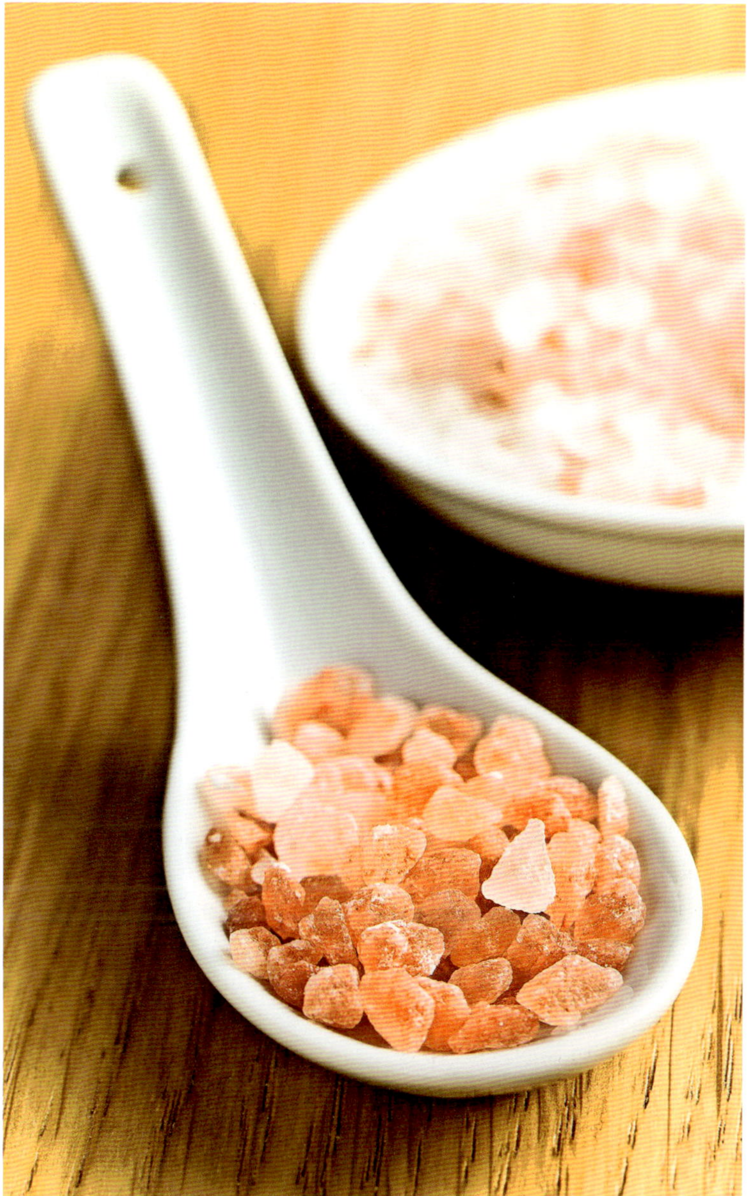

Steigen Sie am besten auf Himalaya-Salz um, das gesünder und gehaltvoller ist.

laja am Markt angeboten. In diesem reinen, natürlichen Kristallsalz liegen die über 80 Elemente in einer so kleinen Teilchengröße vor, dass sie in die menschliche Zelle aufgenommen und verstoffwechselt werden können.

!

Bei Venenschwäche gilt: Wenig Salz, und dafür das richtige!

Bei Venenschwäche und vor allem offenen Beinen sollten Sie gut darauf achten, Ihren Salzkonsum zu reduzieren, weil Salz im Gewebe Wasser bindet. Leider wird häufig verstecktes Salz konsumiert, das in vielen Lebensmitteln steckt. Vier bis sechs Gramm Salz pro Tag sollten nicht überschritten werden, aber schon allein Fertigprodukte, Käse, Wurst, Pizza aus der Tiefkühltruhe und dergleichen weisen einen hohen Salzanteil auf.

Achten Sie daher auf Ihren Salzkonsum und auch auf die Auswahl des Salzes, das Sie in Ihrem Küchenschrank zum Würzen stehen haben. Benutzen Sie stattdessen lieber natürliches Meersalz, Steinsalz oder Kristallsalz. Himalaya-Salz oder Meersalz sind Naturprodukte. Diese Salze enthalten alles, was ein natürliches Salz aufweist und enthalten sollte: Natriumchlorid *und* Mineralien. Das Salz im Supermarkt enthält ausschließlich Natriumchlorid.

Weniger essen, dafür öfter

Machen Sie es sich zur Regel, nur zu essen, wenn Sie wirklich Hunger haben. Das Naschen und Knabbern zum bloßen Zeitvertreib, vor dem Fernseher oder als Ausgleich zu Stress oder Kummer und Frustration sind problematisch. Es verführt uns dazu, letztendlich zu viel und ungesund zu essen, und das sehen Sie dann wieder morgens auf der Waage.

!

Ein gesundes Gewicht und gesunde Venen stehen im engen Zusammenhang zueinander.

Versuchen Sie zu lernen, Appetit und pure Esslust, besonders auf bestimmte Nahrungsmittel wie Süßes oder Salziges, von einem echten Hungergefühl zu unterscheiden. Natürlich sollten Sie Hunger auf keinen Fall unterdrücken: Geben Sie Ihrem Körper die Nahrung dann, wenn er sie braucht, aber überlegen Sie sich, ob Sie den Schokoriegel aus dem Supermarkt wirklich unbedingt brauchen oder ob Sie ihn nicht einfach liegenlassen können.

Viele Menschen vertragen es auch besser, statt drei großer Mahlzeiten über den Tag verteilt fünf bis sechs kleinere Mahlzeiten zu sich zu nehmen. Probieren Sie es aus: Diese Methode belastet die Verdauungsorgane weniger, Ihr Körper kann die Nahrung gut verstoffwechseln und für den Organismus nutzbar machen. Und wenn Sie es gar nicht mehr aushalten: Als sättigende und gleichzeitig gesunde Zwischenmahlzeit eignen sich Obst und Gemüse sehr gut, z. B. Äpfel, Karotten und Paprika, dazu Joghurt oder Buttermilch sowie ein Stück Vollkornbrot.

Ihr Minimalprogramm für die venenfreundliche Ernährung

- Viel trinken: optimal sind zwei bis drei Liter täglich, am besten Wasser und ungesüßte Kräutertees.
- Meiden Sie weißes Mehl, weißen Zucker und Backwaren.
- Reduzieren Sie Alkohol und Kaffee.
- Seien Sie sparsam mit Kochsalz, verwenden Sie am besten Himalaya- oder Meersalz.
- Würzen Sie viel mit Kräutern.
- Bauen Sie reichlich Knoblauch, Zwiebeln, Chili, Bärlauch und Meerrettich in Ihren Speiseplan ein.
- Mit Fertigprodukten und Snacks geizen, sondern lieber selber kochen – am besten „bio".
- Viel Salat, Gemüse, Reis und Vollkornprodukte essen.
- Genügend Vitamin C zuführen (z. B. in Kiwis, Zitronen) sowie auf Flavonoide und Ballaststoffe achten.

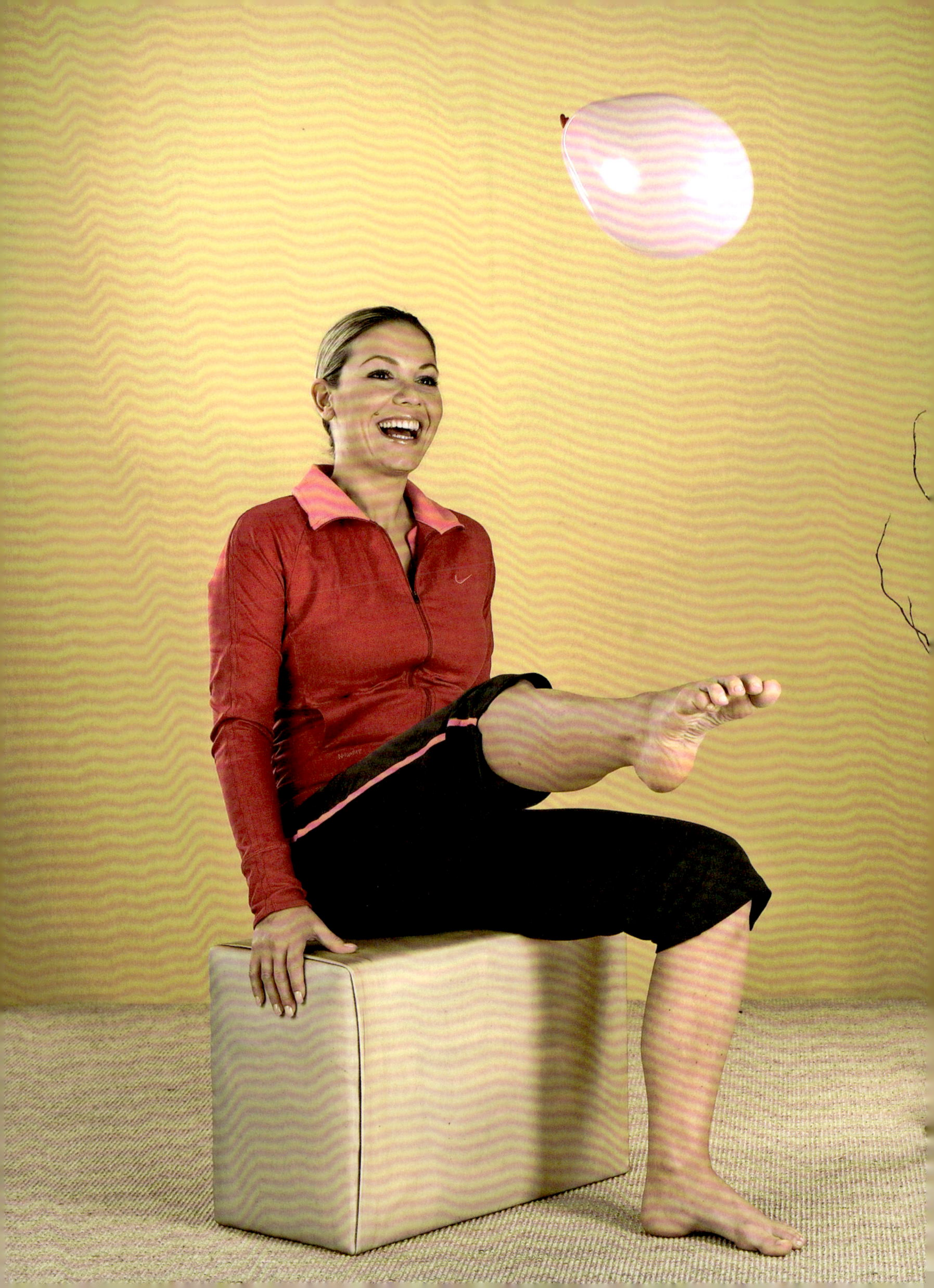

DAS VENENTRAINING FÜR GESUNDE UND SCHÖNE BEINE

Übungen für die Venen und Beine sollen Spaß machen. Trainieren Sie deshalb abwechslungsreich! Variieren Sie die Bewegungen, üben Sie im Stehen, Liegen und Sitzen. Verwenden Sie Hilfsmittel wie Luftballons, Thera-Bänder oder Ballkissen und suchen Sie sich gleichgesinnte Freunde und Bekannte, um in der Gruppe zu üben.

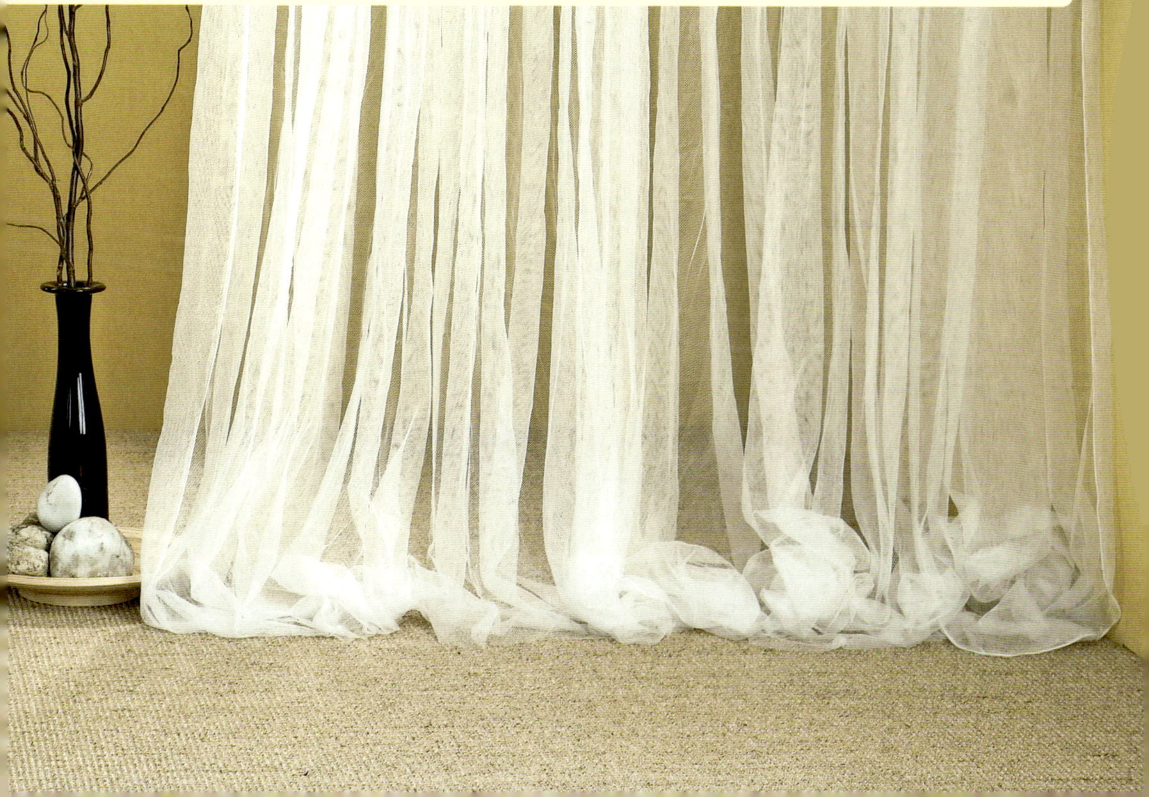

So üben Sie richtig und effektiv

Üben Sie, wenn möglich, so oft es geht ohne Schuhe. Am besten ist es, wenn Sie barfuß sind oder lediglich Socken tragen. Im Büro, in Bus oder Bahn und im Freien können bei den Übungen die Schuhe auch anbehalten werden.

Wiederholen Sie die einzelnen Übungen zehn- bis 20-mal, sofern nichts anderes angegeben ist. Die Wiederholungszahl einer bestimmten Übung richtet sich jedoch nach Ihrer individuellen Leistungsgrenze, die sich im Laufe der Zeit sehr wohl ändern, das heißt, verbessern kann. Investieren Sie mindestens 15–20 Minuten täglicher Übungszeit – wenn Sie mehr schaffen, freuen sich Ihre Venen natürlich.

!

Viele Übungen können Sie nebenher ausführen.

Viele Übungen können Sie während der Bürotätigkeit oder anderer alltäglicher Arbeiten ausführen. Ideal ist es, schon morgens vor dem Aufstehen noch im Bett oder nach dem Aufstehen zehn Minuten Fuß- und Beinübungen zu praktizieren, dann zehn Minuten nach dem Mittagessen und zehn Minuten abends. Wiederholen Sie Übungen, die Ihnen besonders guttun, des Öfteren am Tag, und solche, von denen Sie weniger begeistert sind – denn Spaß soll es ja bereiten! –, machen Sie einfach seltener.

Hören Sie auf Ihr Bauchgefühl

Bei den Übungen ist es wichtig, dass Sie sich gut konzentrieren und spüren, ob Ihnen die Übung guttut. Lernen Sie zu unterscheiden zwischen Anstrengung und Schmerz. Achten Sie während aller Venenübungen darauf, den Atem nicht anzuhalten oder zu pressen, sondern immer fließen zu lassen. Auf diese Weise unterstützen Sie aktiv die Übungsziele.

Falls im Laufe des Übens Schmerzen auftreten sollten, brechen Sie sofort ab und konsultieren Sie sobald wie möglich Ihren Arzt.

Da während der Übungen der Blutstrom in den Beinen um das Zehnfache zunehmen kann, sollten Sie bei bereits erweiterten Venen Stützstrümpfe tragen, die ein mögliches Anschwellen der Beine verhindern. Phlebologen, also Fachärzte mit Spezialkenntnissen auf dem Gebiet der Venenerkrankungen, weisen darauf hin, dass Venengymnastik ein wirksames Mittel gegen venöse Störungen wie Krampfadern darstellt und dass diese durch das Tragen von Stützstrümpfen noch wirksamer wird.

Wärmen Sie sich zuerst durch leichtes Gehen oder Federn auf der Stelle auf, dann mit Dehnübungen, die Ihre Muskeln und Sehnen elastisch machen. Danach legen Sie los mit den kräftigenden, mobilisierenden und venenentleerenden Übungen. Zwischendurch sollten Sie immer wieder Atemübungen ausführen. Machen Sie immer nur so viel, dass Sie sich noch wohlfühlen.

Dehnübungen zum Aufwärmen

Um die Beinmuskeln gut durchblutet und flexibel zu halten, sind Dehnübungen angebracht. Dadurch wird auch das Verletzungsrisiko geringer, z. B., wenn man einmal mit dem Fuß umknicken sollte. Auch beim Venenwalking sollten Sie erst einmal die Muskulatur mit Dehnübungen optimal auf die Beanspruchung vorbereiten. Außerdem lassen sich gedehnte Muskeln besser trainieren, weil sie geschmeidiger sind, sodass auch die Kräftigung der Muskulatur davon profitiert.

Generell gilt für die folgenden Übungen: Die Dehnung immer 20–30 Sekunden halten, dann lockerlassen. Lassen Sie den Atem die ganze Zeit über sanft strömen. Die Übung bei jedem Bein drei- bis viermal wiederholen.

Dehnübung 1

Stellen Sie sich in Schrittstellung vor eine Wand, strecken Sie die Arme schulterbreit nach vorn und stützen Sie sich mit den Händen ab. Beugen Sie das vordere Bein etwas und verlagern Sie das Gewicht darauf.

1 Dann strecken Sie das hintere Bein noch weiter zurück und stellen die Zehenspitzen auf.

2 Jetzt senken Sie die Ferse des hinteren Beines langsam in Richtung Boden. Die Dehnposition wie oben beschrieben halten, dann lockerlassen.

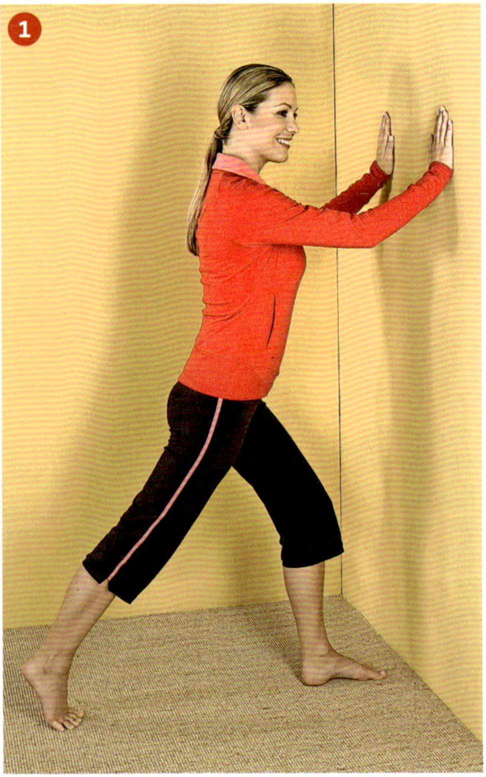

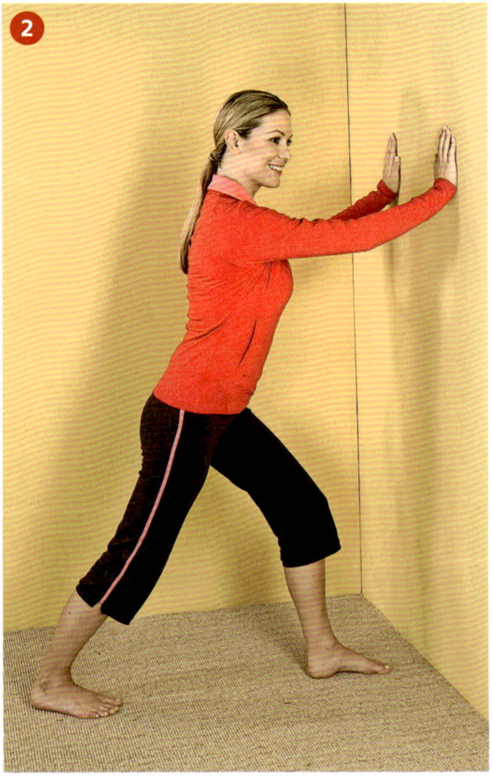

Dehnübung 2

Stehen Sie vor einem Stuhl oder Hocker und stellen Sie den rechten Fuß auf die Sitzfläche. Wenn Sie im Freien sind, können Sie den Fuß auf eine Mauer, einen Baumstumpf oder etwas Ähnliches aufstellen.

3 Verlagern Sie das Gewicht auf den rechten Fuß, indem Sie den Oberkörper aus den Hüftgelenken heraus nach vorn neigen. Der Rücken bleibt dabei gerade. Die Hände können Sie entweder auf der Stuhllehne oder auf den Knien abstützen. In jedem Fall werden die Ellenbogen etwas nach außen gebeugt. Drücken Sie jetzt die linke Ferse in Richtung Boden. Die Dehnposition halten, dann lockerlassen und das Bein wechseln.

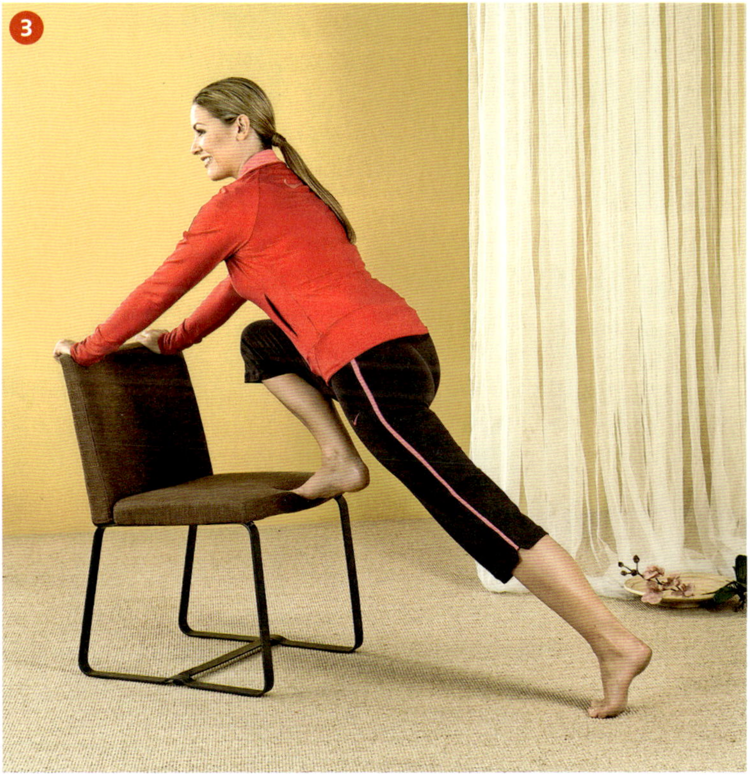

Dehnübung 3

Sie stehen wieder vor einem Stuhl oder Hocker (oder Zaun, Baumstamm, Mauer etc.). Legen Sie die linke Ferse auf die Sitzfläche (oder etwas Ähnliches) auf.

4 Verschränken Sie die Hände hinter dem Körper und neigen Sie den Oberkörper mit geradem Rücken leicht nach vorn.

Ziehen Sie die linke Fußspitze weit zu sich heran. Diese Dehnposition halten, dann das Bein wechseln.

Dehnübung 4

Stellen Sie sich neben einen Stuhl und stützen Sie sich mit der rechten Hand an der Lehne ab. Diese Übung kann auch gut im Sitzen ausgeführt werden, wenn Sie sich seitlich auf den Stuhl setzen.

5 Fassen Sie mit der linken Hand den linken Fußrist oder Knöchel und ziehen Sie die Ferse in Richtung Gesäß. Achten Sie darauf, dass Sie nicht ins Hohlkreuz gehen; spannen Sie deshalb die Bauchmuskulatur etwas an und schieben Sie das Becken nach vorne.

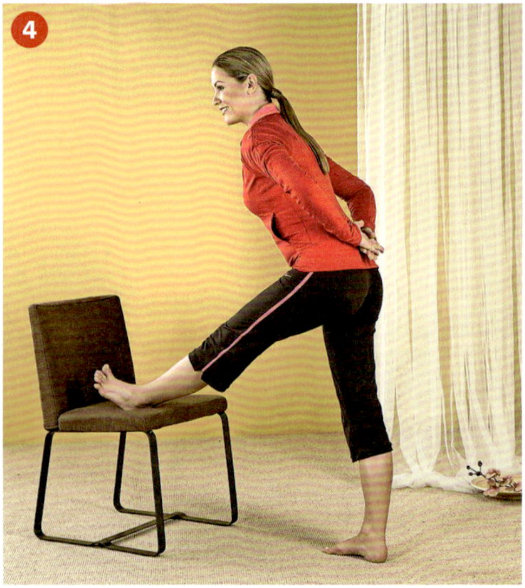

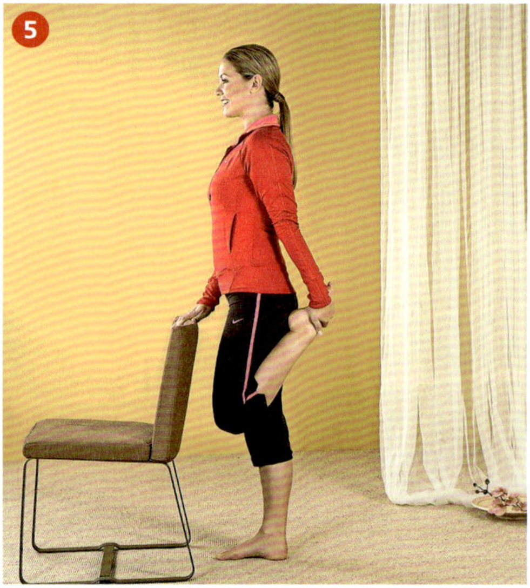

Die Dehnposition halten, dann das Bein wechseln.

Variation: Falls Ihnen die eben beschriebene Dehnung leichtfällt, können Sie außerdem den gedehnten Oberschenkel etwas nach hinten ziehen.

Dehnübung 5

Legen Sie sich mit dem Rücken ausgestreckt auf den Boden.

6 Heben Sie das linke Bein so weit wie möglich an und ziehen Sie die Zehenspitzen nach unten. Legen Sie beide Hände an die Oberschenkelrückseite unterhalb der Kniekehle. Ziehen Sie nun das hochgestreckte Bein vorsichtig, so gut, wie es Ihnen möglich ist, zu sich heran – aber nur so weit, dass es Ihnen keine Schmerzen bereitet.

Die Dehnposition halten, dann das Bein wechseln.

Tipp: Sie können auch ein Handtuch oder einen Yoga-Gurt von hinten um den Oberschenkel legen, es vorn festhalten und so das Bein zu sich heranziehen.

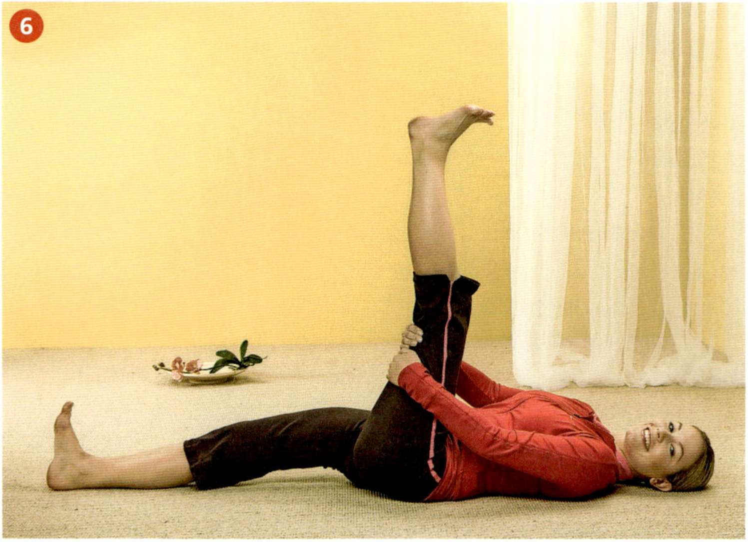

Allgemeines Venentraining

Die folgenden Übungen müssen Sie nicht alle nacheinander üben. Suchen Sie sich vier bis sechs davon aus und wiederholen Sie jede zehn- bis 20-mal, sofern nichts anderes angegeben ist.

Übungsprogramm 1: Im Liegen

Diese Übungen können Sie entweder im Bett oder auf einer Matte bzw. Decke auf dem Boden ausführen. Stellen Sie im Liegen Ihre Beine auf, sodass die Wirbelsäule besser entlastet wird. Die Arme liegen neben dem Körper. Wenn es Ihnen angenehmer ist, können Sie auch die Hände unter den Kopf legen.

Eine gute Venenentstauung wird erreicht, wenn beide Unterschenkel auf einem Hocker oder Sitzball liegen. Ideal ist des Weiteren eine gestreckte Rückenlage, bei der die Waden auf einer zusammengerollten Decke oder einem Polster liegen. Sie können diese Lagerungsmöglichkeiten nach Belieben variieren.

Besonders empfehlenswert ist auch die Rückenlage vor einer Wand, wenn die Beine an der Wand hochgestreckt oder die Füße daran abgestützt werden.

Übung 1

Diese Übung eignet sich immer als erste am Anfang eines Übungsprogramms.

7 Heben Sie beide Beine nacheinander an und fahren Sie Fahrrad in der Luft, mindestens 30 Sekunden lang. Achten Sie darauf, die Beine immer gut durchzustrecken.

Übung 2

8 Ziehen Sie beide Knie zum Bauch und schleudern Sie dann abwechselnd erst den linken und dann den rechten Unterschenkel kräftig nach oben in Richtung Decke. Achtung: Behalten Sie Kontrolle im Knie, damit das Gelenk nicht überstrapaziert wird.

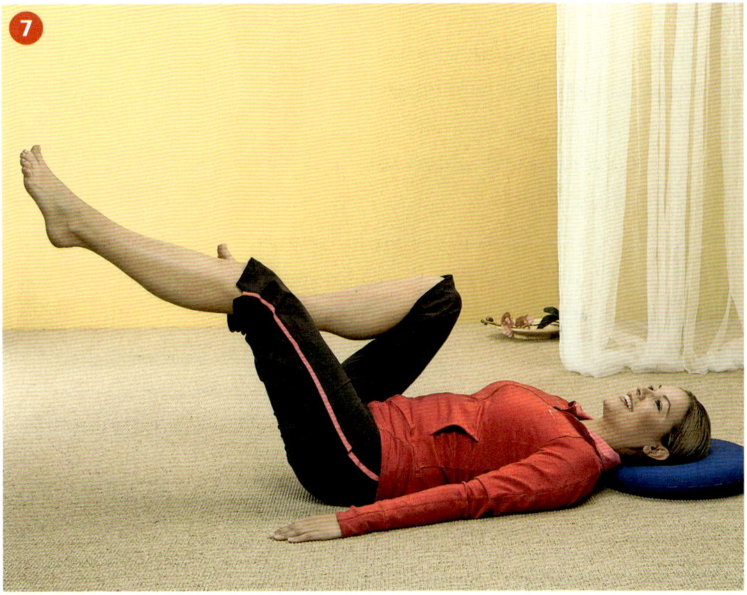
7

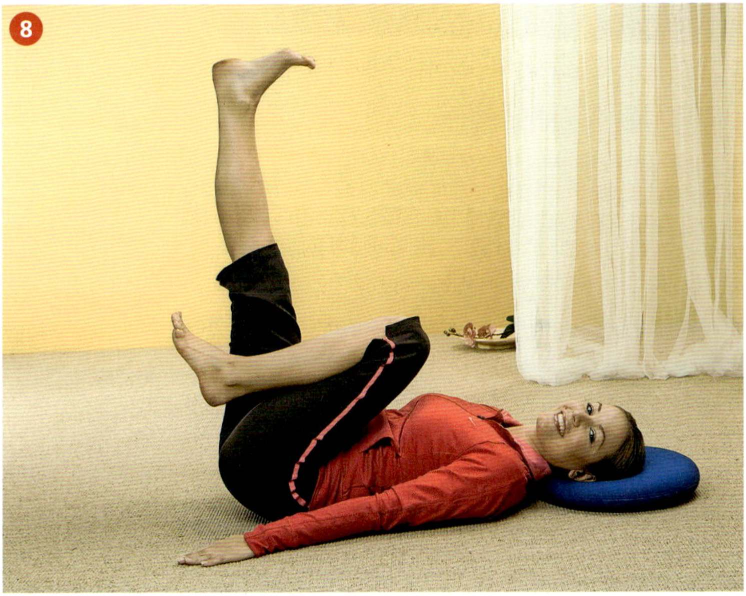
8

Übung 3

9 Legen Sie das rechte Bein auf einem Stuhl ab, strecken Sie das andere senkrecht hoch und ziehen Sie dann die Zehenspitzen dieses Beines zum Körper heran.

Nun diesen Fuß im Wechsel beugen und strecken. Beinwechsel nach etwa 30 Sekunden.

Variation: Strecken Sie beide Beine hoch und beugen und strecken Sie im Wechsel die Füße. Oder beide Beine gleichzeitig beugen und strecken, jedoch beim Beugen die Zehen einkrallen.

Übung 4

10 Strecken Sie beide Beine senkrecht nach oben und kreisen Sie dann die Füße aus dem Sprunggelenk heraus. Beginnen Sie mit kleinen Kreisen, lassen Sie sie immer größer werden, sodass sie am Ende ganz groß sind. Kreisen Sie zehn- bis 20-mal links herum, dann genauso oft rechts herum.

Variation: Nur ein Bein hochstrecken und den Fuß kreisen, danach das Bein wechseln.

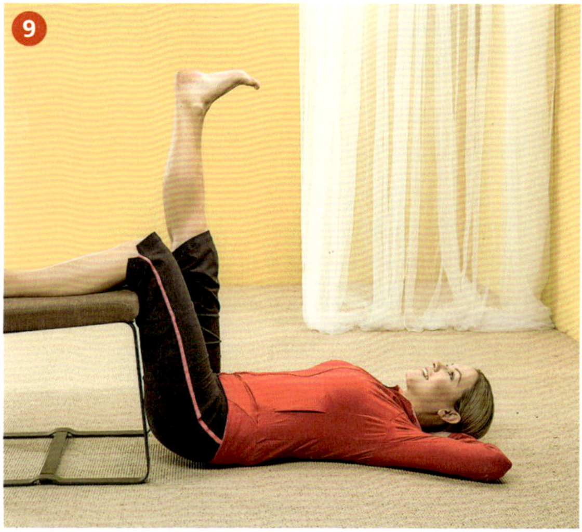

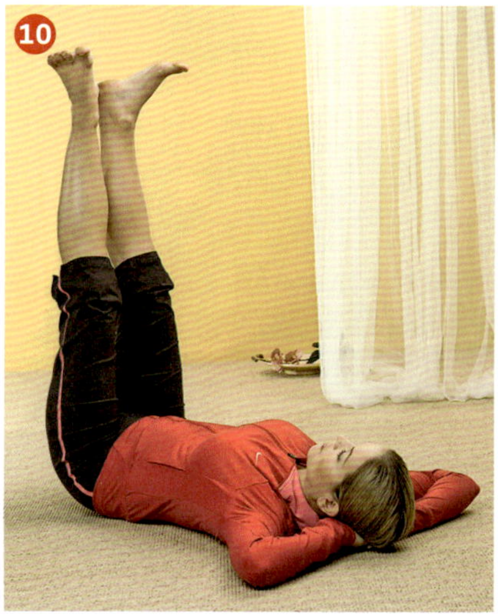

Übung 5

Strecken Sie beide Beine nach oben und lassen Sie die Knie locker gebeugt. Dann die Zehen beider Füße ganz kräftig einkrallen und wieder strecken.

Führen Sie diese Übung einige Male sehr, sehr langsam, dann ein paar Mal deutlich schneller aus.

Übung 6

Diese Übung ist äußerst angenehm und hilft gut gegen Stauungen. Sie können dabei auch gern die Unterschenkel auf einen Hocker legen (das muss jedoch nicht unbedingt sein).

Ziehen Sie abwechselnd das rechte und das linke Knie zum Bauch.

11 Umfassen Sie mit beiden Händen einen Fuß. Während Sie nun das Bein langsam nach oben durchstrecken, streichen die Handflächen mit sanftem Druck vom Fuß über Knöchel, Wade, Knie bis zum Oberschenkel. Stellen Sie sich dabei vor, wie Sie das Blut der Venen in Richtung Leiste streichen.

Streichen Sie jedes Bein acht- bis zwölfmal aus.

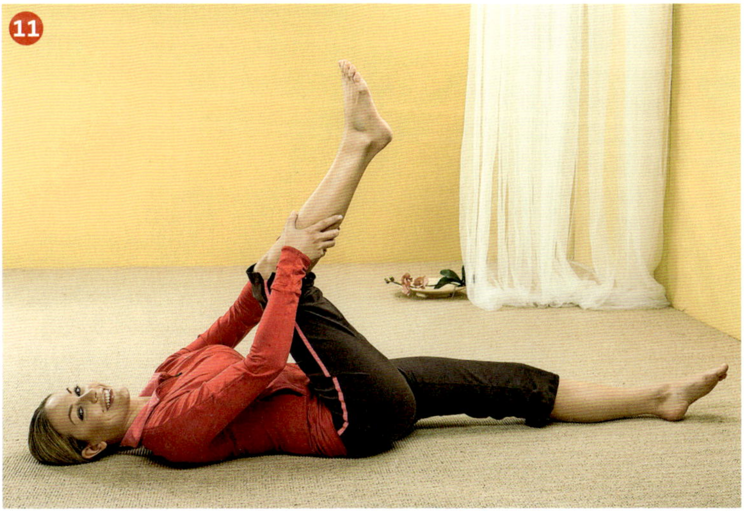

Übung 7

Legen Sie sich vor eine Wand und stützen Sie die Füße daran ab. Die Unterschenkel dürfen zu den Oberschenkeln etwas mehr als einen rechten Winkel bilden (die Unterschenkel zeigen leicht schräg nach oben). Das Becken kann mit einer Decke, ein oder zwei Kissen oder einem Ballkissen angenehm unterlagert sein.

12 Drücken Sie dann die gesamten Fußsohlen beider Füße ganz kräftig gegen die Wand. Die Spannung sechs bis zehn Sekunden halten, dann loslassen; währenddessen locker weiteratmen. Vier- bis sechsmal wiederholen.

13 **Variation 1:** Gleiche Ausgangsstellung. Im Wechsel die Fußspitzen des einen Beines anziehen und die Ferse des anderen Fußes kräftig gegen die Wand drücken. Nach sechs bis zehn Sekunden wieder lockerlassen. Danach die Zehenspitzen kräftig gegen die Wand drücken.

Variation 2: Diese Übung können Sie auch im Bett mit gestreckten Beinen üben, indem Sie die Ferse bzw. Fußspitze gegen das Bettende drücken.

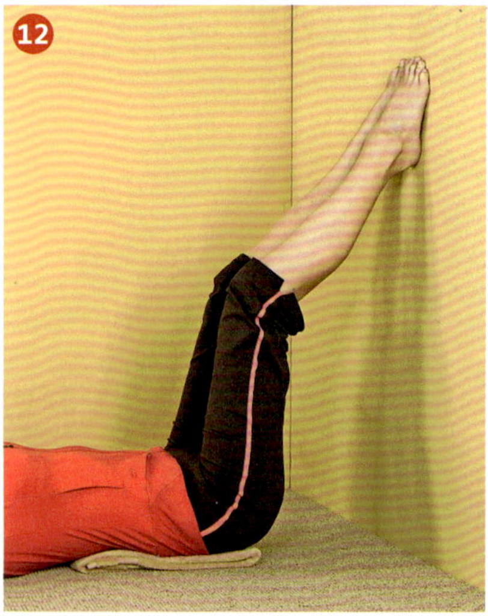

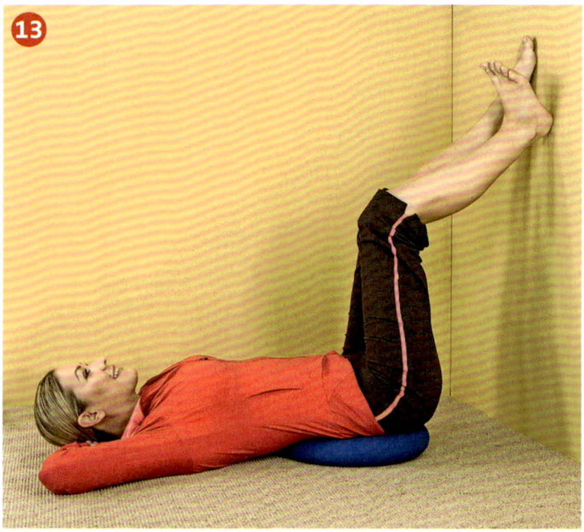

Übung 8

Eine erstklassige Übung ist die „Raupenübung" an der Wand. Beginnen Sie in der gleichen Ausgangsstellung wie in Übung 7. Krallen Sie nun die Zehen beider Füße ein und krabbeln Sie wie eine Raupe an der Wand hinauf und herunter.

Übung 9

Diese Übung sorgt nicht nur von den Beinen und Füßen her für einen guten Venenfluss, sondern auch der Atem und die Beckenbodenmuskulatur helfen bei einer optimalen Entstauung.
Begeben Sie sich in die gleiche Ausgangsstellung wie in Übung 7.
14 Atmen Sie zum Bauch hin ein, dann langsam und bewusst wieder aus, dabei die Beckenbodenmuskeln kräftig anspannen, die Füße gegen die Wand drücken und das Becken vom Boden abheben. Die Spannung so lang halten, wie Sie ausatmen können, dann lockerlassen und das Becken entspannt auf dem Boden oder Ballkissen ablegen.

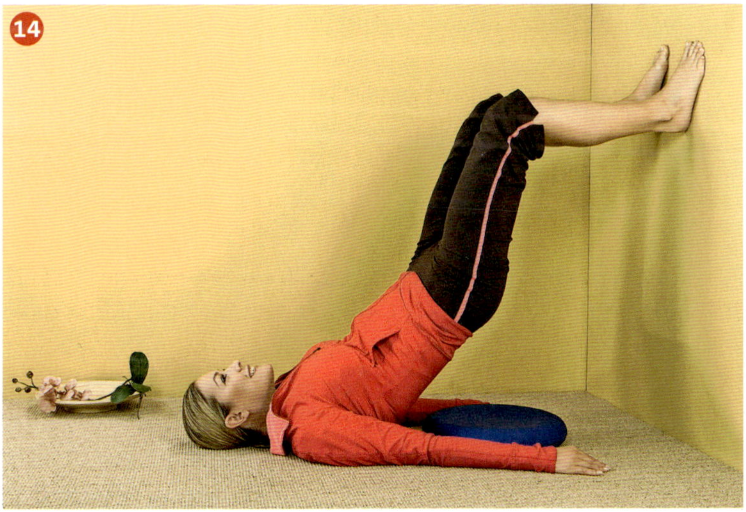

Übungen mit dem großen Igelball

Der sogenannte Igel- oder Noppenball ist ein hervorragendes Trainingsgerät zur Venenstärkung und hilft ganz nebenbei, die Füße und Zehen zu entspannen und flexibler zu machen. Es gibt ihn in verschiedenen Größen und er ist im Sanitäts- oder Sporthandel erhältlich. Wählen Sie aus, welcher am besten zu Ihnen passt.

Übung 10

15 Legen Sie sich vor eine Wand und rollen Sie einen Ball oder großen Igelball mit den Füßen daran hoch und herunter, indem Sie den Ball abwechselnd mit dem rechten und dem linken Fuß weiterrollen. Mindestens 60 Sekunden üben, dabei den Atem ruhig fließen lassen.

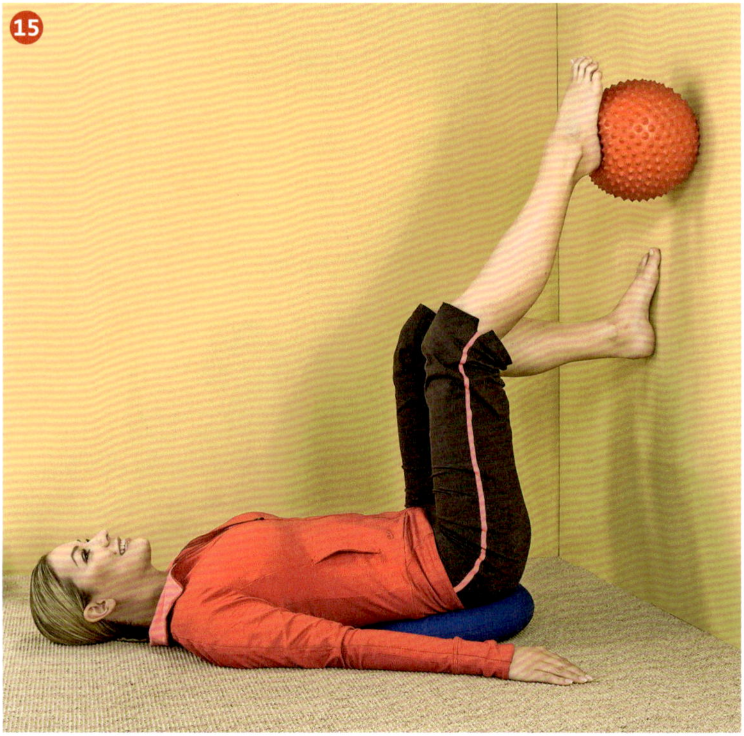

Übung 11

16 Legen Sie sich wie bei Übung 10 vor eine Wand, heben Sie die Unterschenkel an und drücken Sie einen großen Igelball mit den Fußsohlen beider Füße gegen die Wand. Zehn bis 20 Sekunden drücken, dann lockerlassen.

Variation 1: Noch besser ist es, die Zehen einzukrallen und in den Ball zu drücken. Zehn bis 20 Sekunden kräftig einkrallen, dann lockerlassen.

Variation 2: Zuerst mit beiden Füßen den Ball gegen die Wand drücken, dann den Ball mit beiden Füßen ein wenig hoch- und herunterrollen (beide Füße bleiben am Ball).

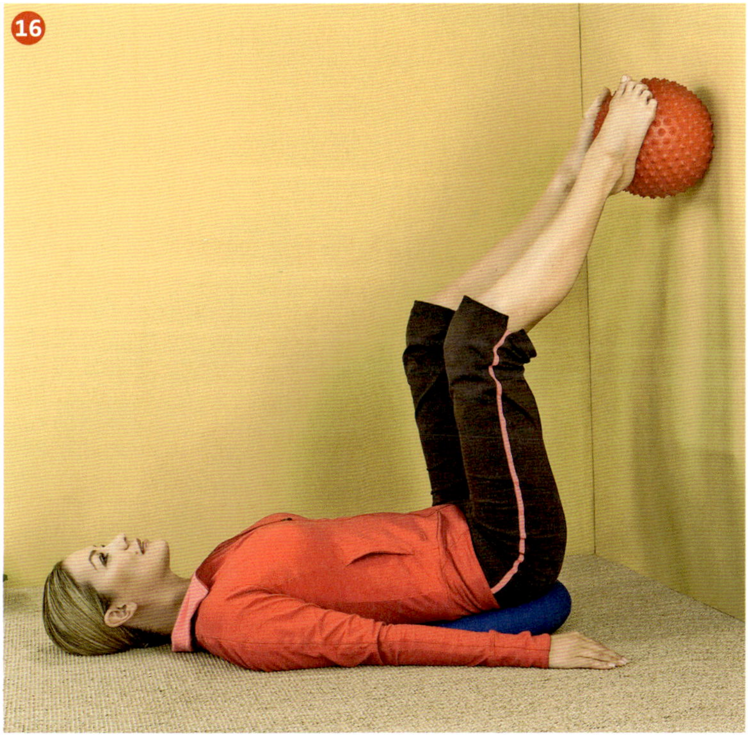

Übung 12

17 Umgreifen Sie den Igelball mit beiden Fußsohlen und heben Sie ihn an, indem Sie die Beine senkrecht hochstrecken.

Dann versuchen Sie, mit den Füßen den Ball kräftig zusammenzudrücken. Die Spannung sechs bis zehn Sekunden halten, dann lockerlassen.

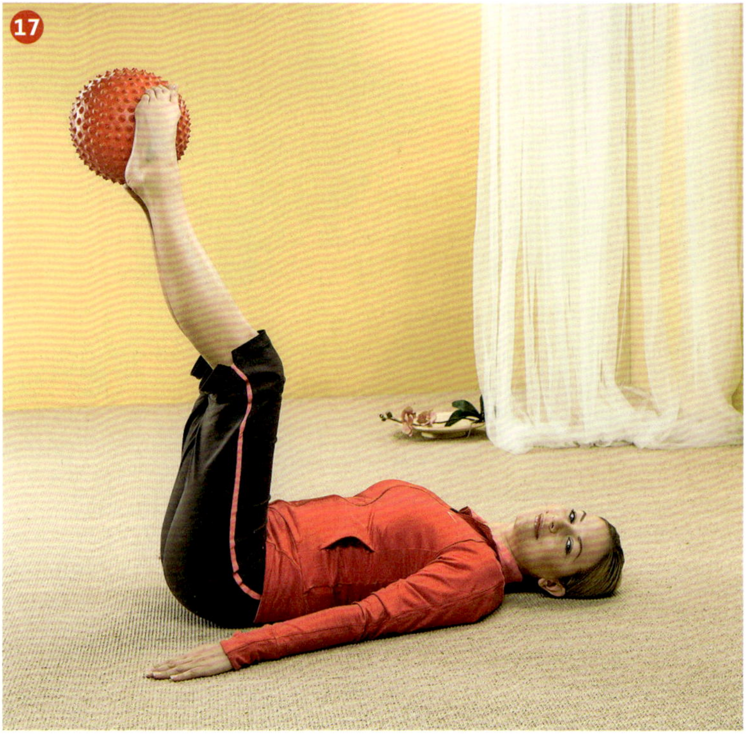

Übungen mit dem Thera-Band

Das Thera-Band, ebenfalls im Sanitäts- oder Sporthandel erhältlich, gibt es in verschiedenen Stärken, die sich in Farben von Beige bis Gold zeigen. Wählen Sie zunächst eine Stärke, die Sie nicht überbeansprucht, und steigen Sie später auf eine Variante um, die nicht so leicht zu dehnen ist.

Übung 13

18 Legen Sie sich auf den Boden und stellen Sie die Beine auf. Dann das rechte Bein hochstrecken, ein Thera-Band über den Vorfuß legen und die Enden des Bandes mit den Händen festhalten.
Drücken Sie nun den rechten Vorfuß kräftig gegen das elastische Band. Halten Sie es aber so fest, dass Sie den Widerstand gut spüren. Den Druck sechs bis zehn Sekunden halten, dann lockerlassen.
Nach vier bis sechs Wiederholungen der Übung das Bein wechseln.

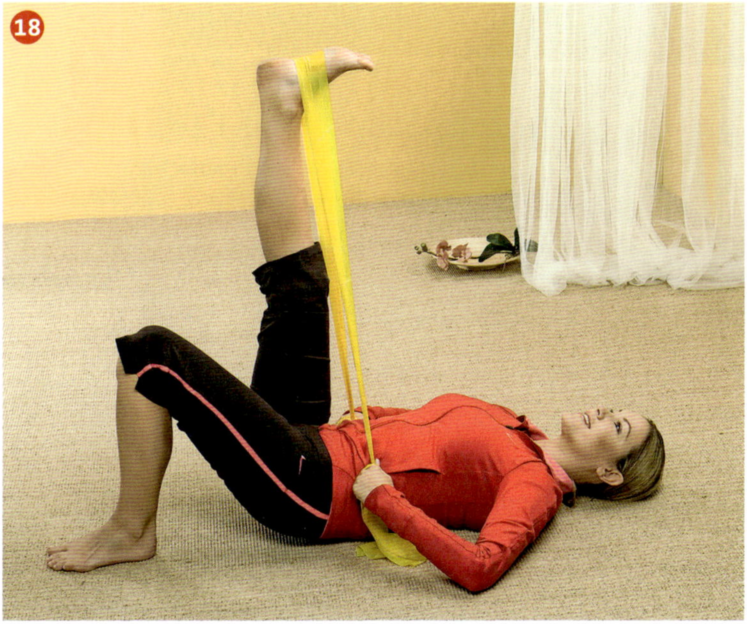

Übung 14

19 Strecken Sie beide Beine hoch, legen Sie ein Thera-Band über beide Fußsohlen und halten Sie die Enden des Bandes mit den Händen gut fest.

Drücken Sie einige Male schnell hintereinander das Band mit den Füßen nach außen. Bei dieser eher kleinen Bewegung federn die Füße immer sofort wieder zusammen in die Ausgangsstellung.

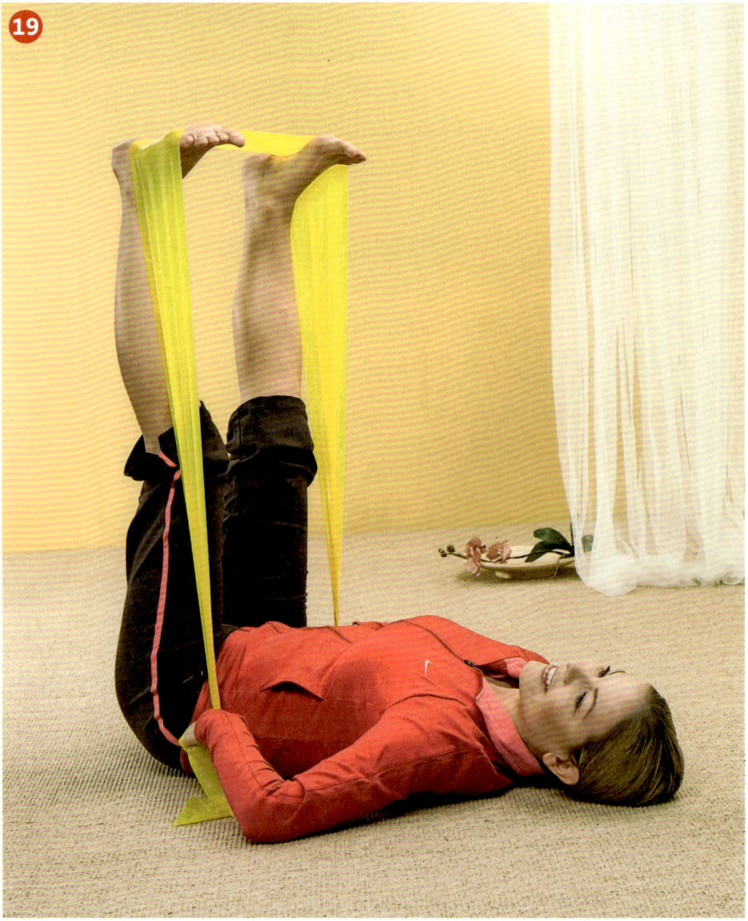

Übungsprogramm 2: Im Sitzen

Beim Übungsprogramm im Sitzen setzen Sie sich auf die vordere Hälfte eines Hockers oder eines Stuhls. Wenn Sie einen guten Gleichgewichtssinn haben, können Sie sich zu manchen Übungen auch auf einen Sitzball setzen. Der Winkel zwischen den Ober- und Unterschenkeln sollte mindestens 90 Grad betragen, sodass die Oberschenkel waagrecht und die Unterschenkel senkrecht stehen, Ihre Füße zeigen gerade nach vorn. Wenn es Ihnen lieber ist, können Sie viele Übungen auch sitzend auf dem Boden ausführen.

Übung 1

20 Stellen Sie beide Füße abwechselnd zuerst auf die Zehenspitzen und dann auf die Fersen.

Variation: Führen Sie diese Übung mit beiden Füßen gegengleich aus.

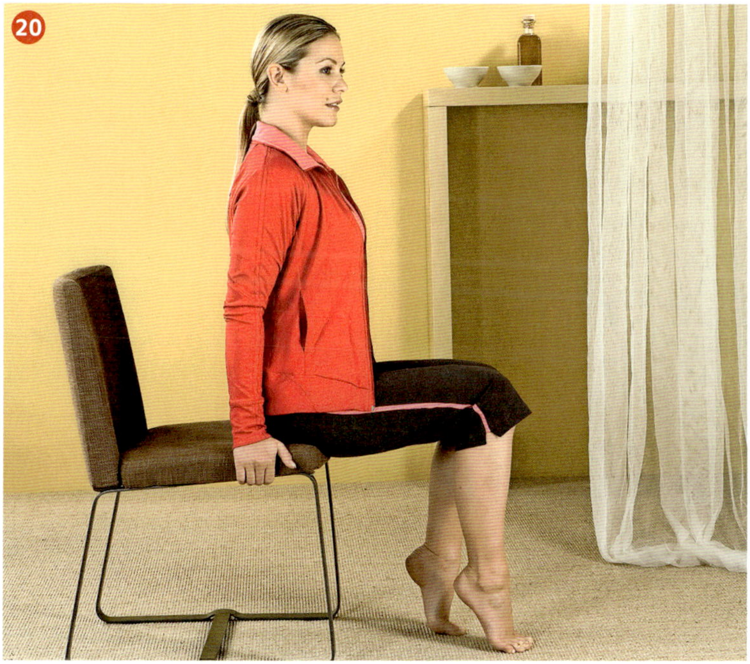

Übung 2

21 Ziehen Sie die Zehen beider Füße ganz weit hoch und versuchen Sie, die Zehen so stark wie möglich zu spreizen.

22 **Variation:** Abwechselnd mit dem rechten und dem linken Fuß üben.

Übung 3

23 Krallen Sie die Zehen kräftig ein und ziehen Sie die Fersen vor. Bewegen Sie die Füße auf diese Weise im „Raupengang" vorwärts und anschließend auch wieder rückwärts.

Übung 4

24 Strecken Sie im Wechsel das linke und das rechte Bein aus. Dann

- den Fuß kreisen,
- den Fuß beugen und strecken,
- die Zehenspitze nach innen und außen bewegen,
- im Wechsel die Zehen einkrallen und spreizen.

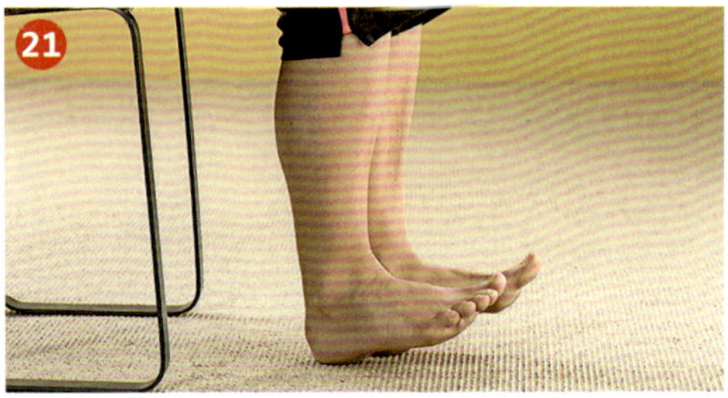

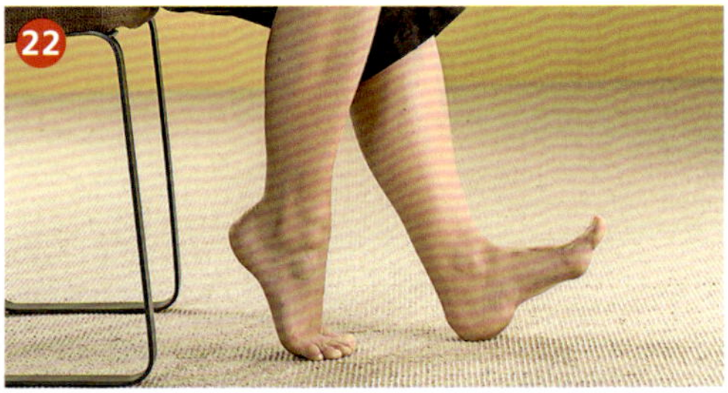

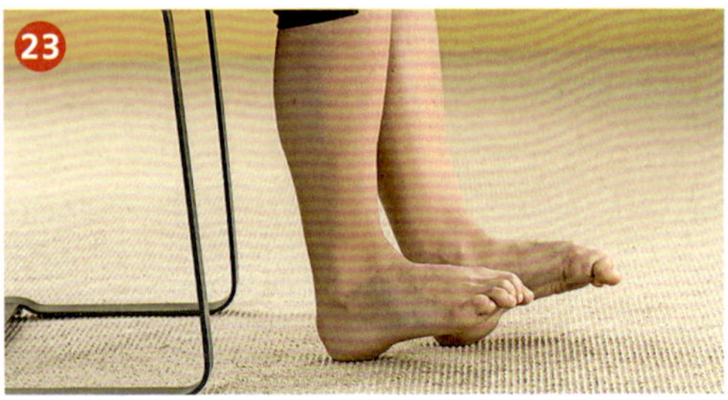

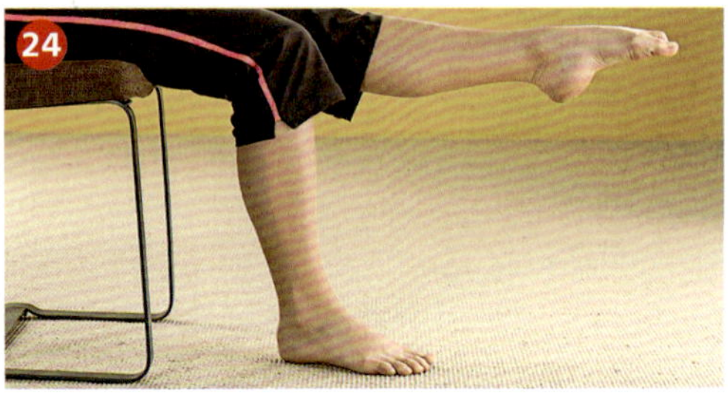

Übung 5

Heben Sie beide Fersen hoch, dann setzen Sie sie wieder ab. Führen Sie diese Bewegung zunächst ganz langsam aus, sozusagen im Zeitlupentempo.

Dann wiederholen Sie die Bewegung im schnellen Wechsel.

25 **Variation:** Heben Sie die Fersen hoch, dann drehen Sie sie auf die rechte Seite und setzen die Fersen ab. Danach die Fersen wieder anheben, nach links drehen und absetzen. Im schnellen Wechsel üben.

25

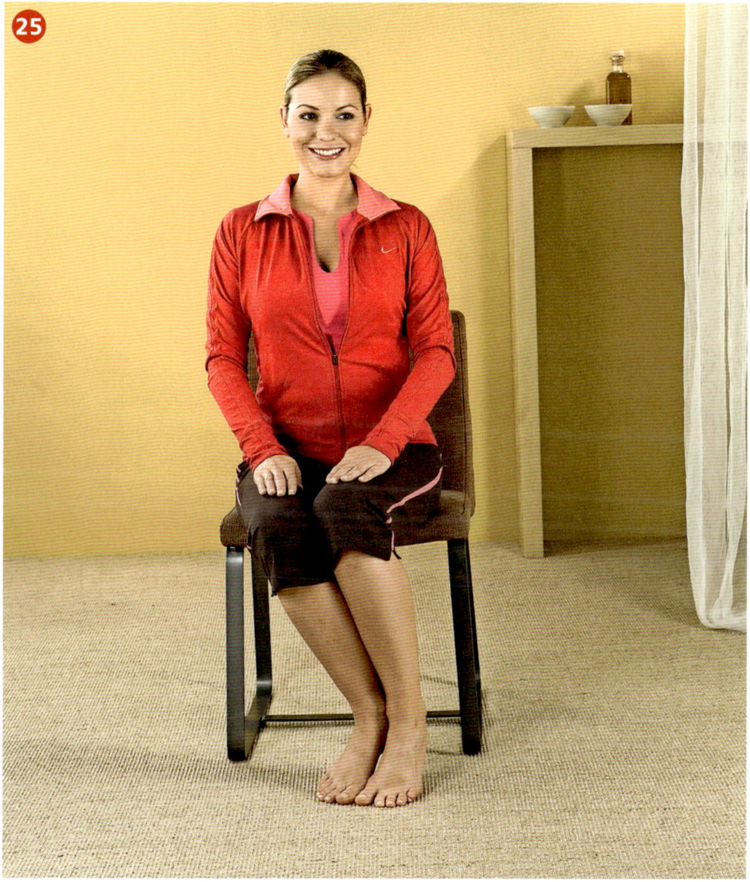

Übung 6

26 „Schreiben“ Sie mit den Zehenspitzen des rechten Fußes eine große liegende Acht. Wechseln Sie die Richtung: einmal links herum, dann rechts herum. Danach mit dem anderen Fuß eine Acht zeichnen.
Variation: Zeichnen Sie auf dem Boden mit den Zehen verschiedene Figuren, beispielsweise Zickzacklinien oder Ihren Namen.

Übung 7

27 Heben Sie die Fußinnenkanten hoch und halten Sie die Spannung eine Weile. Die Fußsohlen absetzen.
Dann die Fußaußenkanten anheben. Lassen Sie dabei die Knie nicht zu sehr nach innen gehen.

Übung 8

Diese einfache Übung eignet sich besonders gut im Büro für zwischendurch.
28 Heben Sie abwechselnd den rechten und linken Unterschenkel leicht an und führen Sie folgende Bewegungen aus:

- den Fuß anziehen und strecken,
- den Fuß kreisen,
- den Unterschenkel wegschleudern,
- den Unterschenkel mit den Händen vom Fußknöchel bis zum Knie ausstreichen.

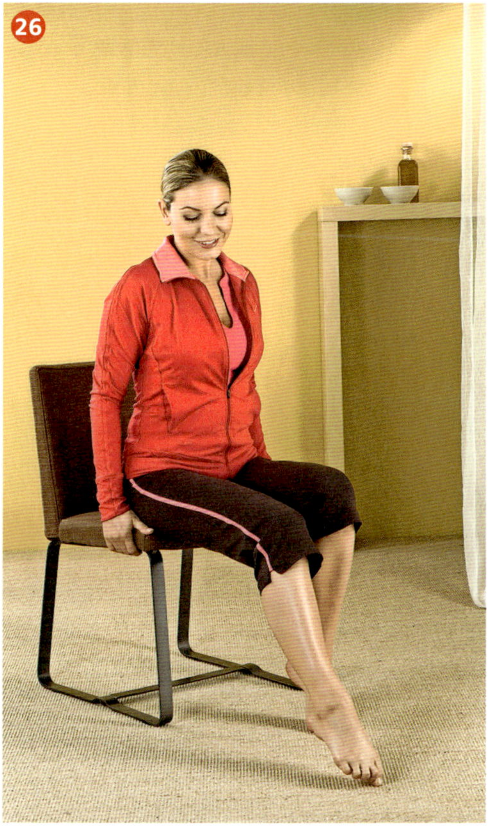
26

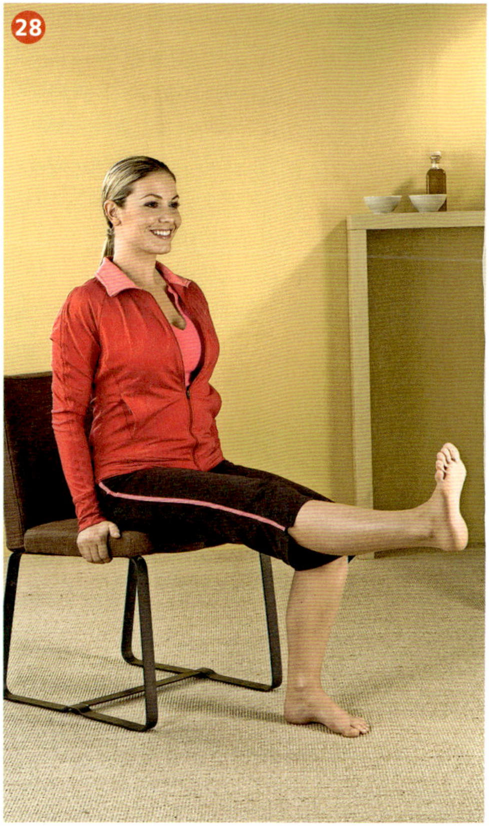
28

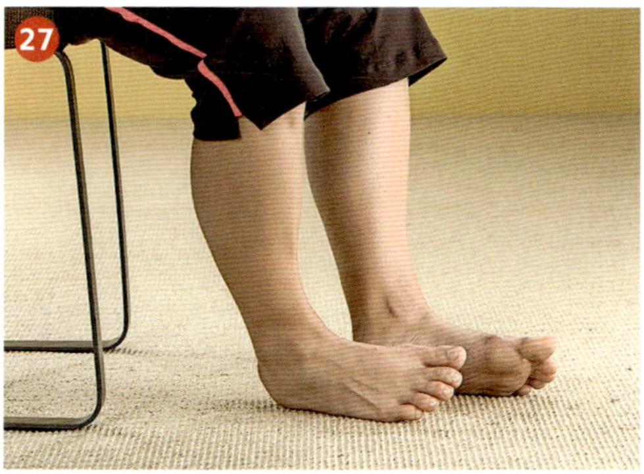
27

Übungen mit unterschiedlichen Gegenständen

Diese Übungen können Sie ganz nebenbei beim Bügeln, beim Fernsehen und sogar im Büro machen, wenn niemand hinsieht. Sollten Sie in einer Gruppe üben, können Sie den Bleistift, die Socke etc. mit den Füßen einige Runden lang weitergeben.

Übung 9

Legen Sie einen Bleistift, eine Stricknadel oder einen ähnlichen Gegenstand vor sich auf den Boden. Heben Sie ihn mit den Zehen des rechten Fußes an und halten Sie ihn zehn bis 20 Sekunden lang fest.
Dann wieder ablegen und mit dem anderen Fuß üben.
Jetzt können Sie den Wechsel beschleunigen.
29 **Variation 1:** Sie können verschiedene Gegenstände vor sich auf den Boden legen und diese im Wechsel mit den Zehen greifen, anheben und wieder ablegen. Üben Sie mit dem rechten und linken Fuß gleich oft bzw. gleich lang. Lassen Sie bei der Auswahl der Gegenstände Ihre Fantasie spielen. Hier einige Vorschläge: Handtuch, Seil, Stöckchen, Murmel, kleines Kissen, Socke, Stift, Radiergummi, Schal, Halstuch, Steinchen, Kette, Knopf.
Variation 2: Räumen Sie die Gegenstände in eine Box und versuchen Sie sie mit den Füßen herauszuklauben.

Übung 10

Legen Sie einen dicken Bleistift oder einen dicken Filzschreiber vor sich auf den Fußboden.
Rollen Sie mit der ganzen Fußsohle über den Bleistift vor und zurück. Wiederholen Sie dies mehrere Male. Dann wechseln Sie den Fuß.
30 + 31 **Variation:** Rollen Sie Ihren Fuß über eine Teigrolle, einen großen Ball oder über kleine Igelbälle oder etwas Ähnliches. Üben Sie zuerst mit einem Fuß, wechseln Sie dann die Seite. Schließlich rollen Sie mit beiden Füßen gleichzeitig.

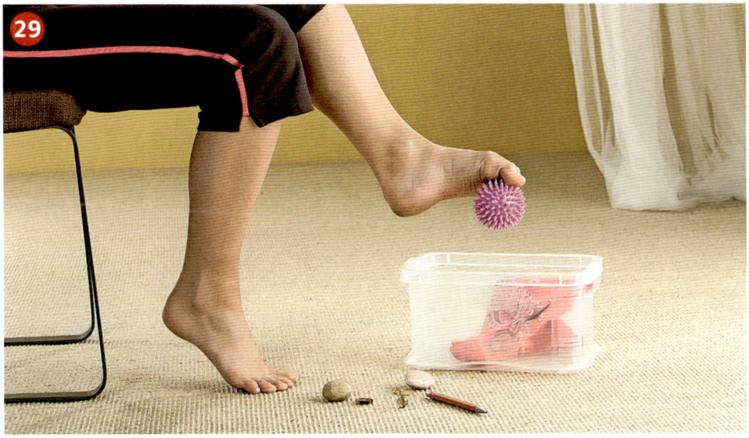
29

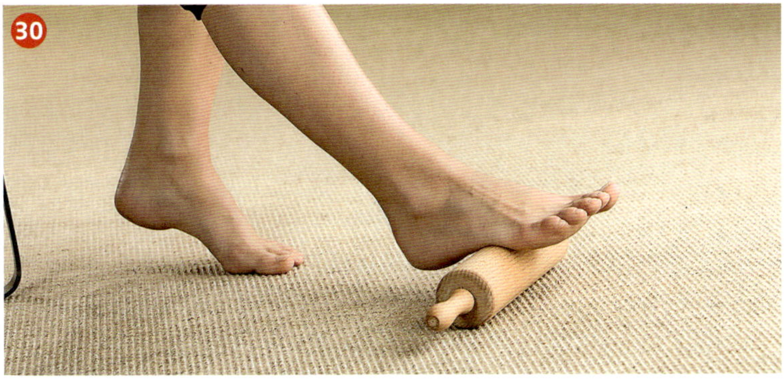
30

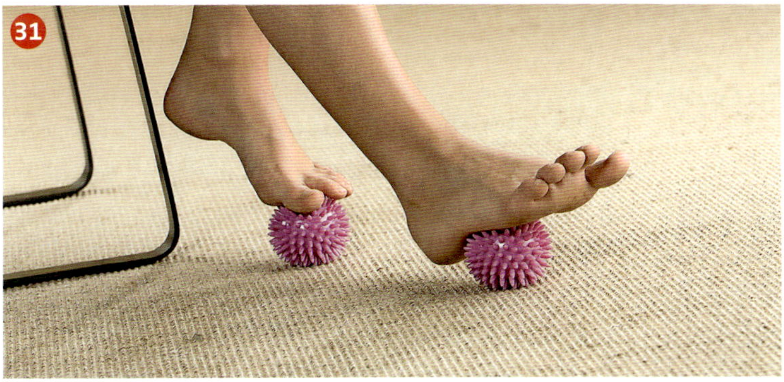
31

Übung 11

32 Beide Füße auf einen großen Igelball legen. Dann mit den Zehen kräftig in diesen hineingreifen.

Die Spannung vier bis sechs Sekunden halten und den Atem gelöst fließen lassen.

Danach mit den Füßen locker über den Ball rollen.

Übung 12

33 Mit den Fußsohlen oder Fußinnenkanten einen großen oder kleinen Igelball anheben.

Den angehobenen Ball zwischen den Füßen vor- und zurückrollen, indem sich einmal der rechte Fuß, einmal der linke nach vorn bewegt.

Übung 13

Legen Sie einen Schaumgummiball oder einen Küchenschwamm vor Ihre Füße und stellen Sie den Vorfuß darauf; die Ferse bleibt fest am Boden.

34 Krallen Sie nun die Zehen fest in den Ball oder den Schwamm. Anschließend wieder loslassen.

Üben Sie im Wechsel mit dem anderen Fuß.

Variation: Versuchen Sie, den Schaumgummiball oder den Schwamm zwischen dem großen Zeh und den anderen Zehen „in die Zange" zu nehmen: also festkrallen und anschließend wieder loslassen. Mehrere Male wiederholen.

Übung 14

35 Knoten Sie ein Thera-Band zusammen und legen Sie es um beide Vorfüße. Knie und Füße sind ungefähr hüftbreit geöffnet. Sie sollten dabei eine gute Vorspannung spüren. Nun die Beine gestreckt nach vorne anheben. Der Rücken bleibt dabei gerade. Anschließend beide Vorfüße kräftig nach außen drücken.

Variation: Das zusammengeknotete Thera-Band liegt genau unter den Vorfüßen. Dann diese anheben, jedoch die Fersen auf dem Boden

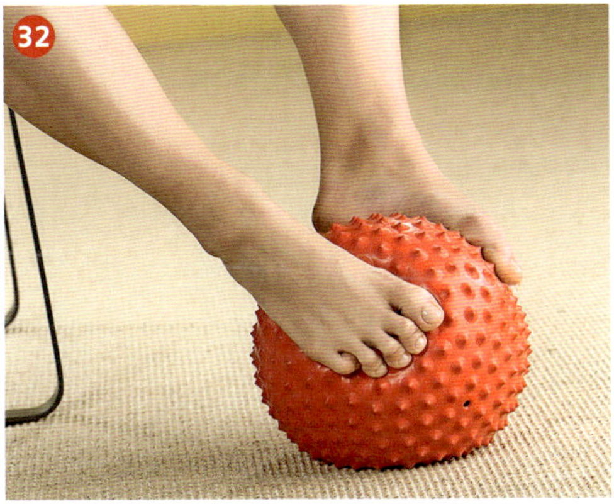
32

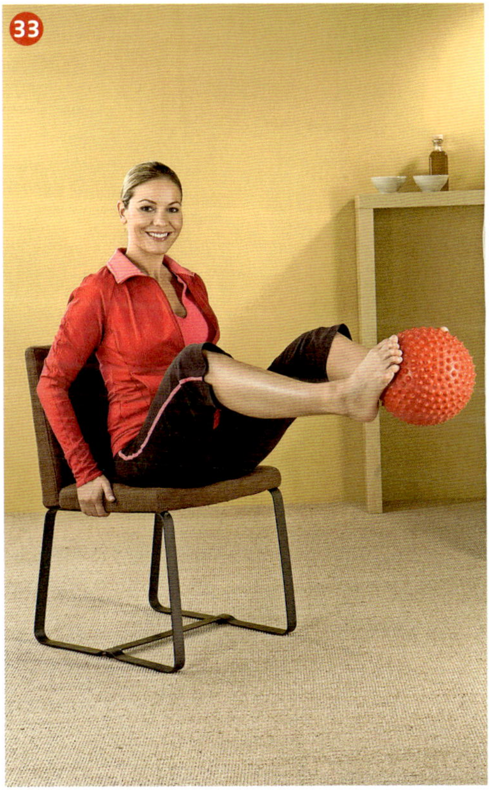
33

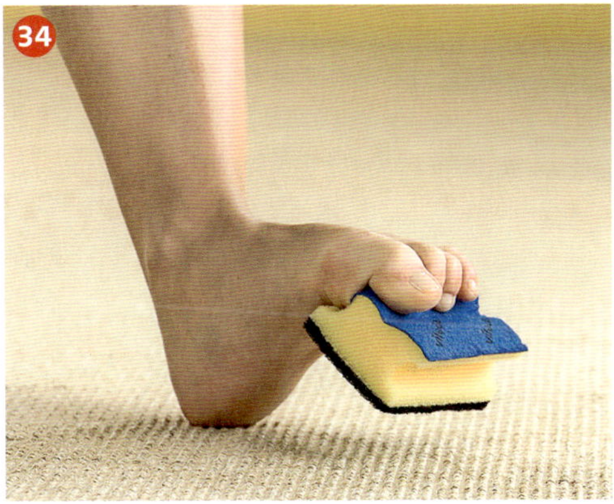
34

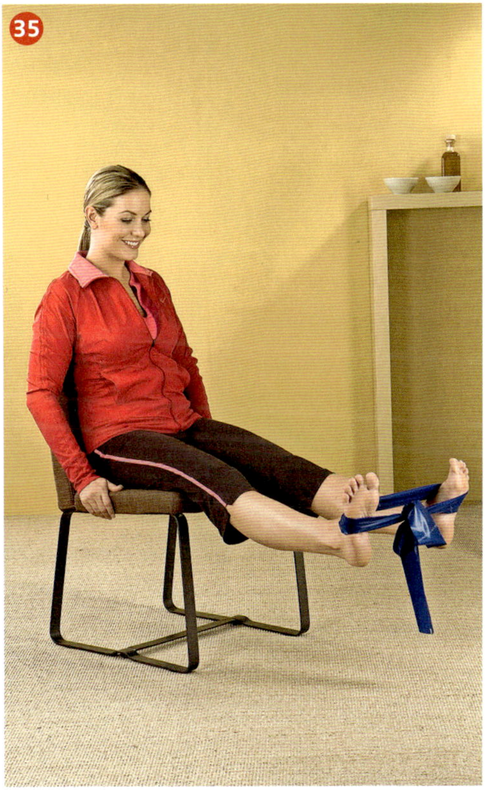
35

lassen. Jetzt mit den Zehen das Thera-Band fest umfassen und nach unten ziehen.

Übung 15

Legen Sie das Thera-Band um ein Tischbein oder einen festen Pfosten und verknoten Sie es. Dann greifen Sie es mit den Zehen und ziehen es am Boden entlang zu sich heran.

36 **Variation 1:** Legen Sie das Thera-Band um den Vorfuß und versuchen, das Band kraftvoll nach oben zu sich heranzuziehen.

Variation 2: Lassen Sie die Ferse fest auf dem Boden stehen, während Sie das Band zu sich heranziehen.

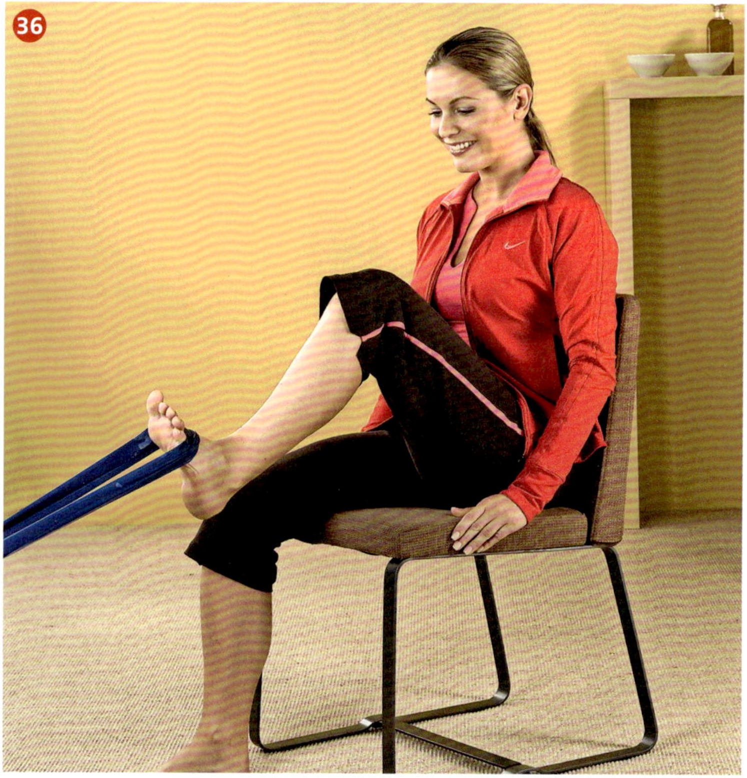

Übung 16

37 Legen Sie ein Thera-Band oder ein Seil vor sich auf den Boden. Formen Sie es mit den Zehen zu

- einem großen Kreis,
- einer liegenden Acht,
- einer spiralförmigen Schnecke,
- Buchstaben und Zahlen,
- beliebigen anderen Figuren.

37

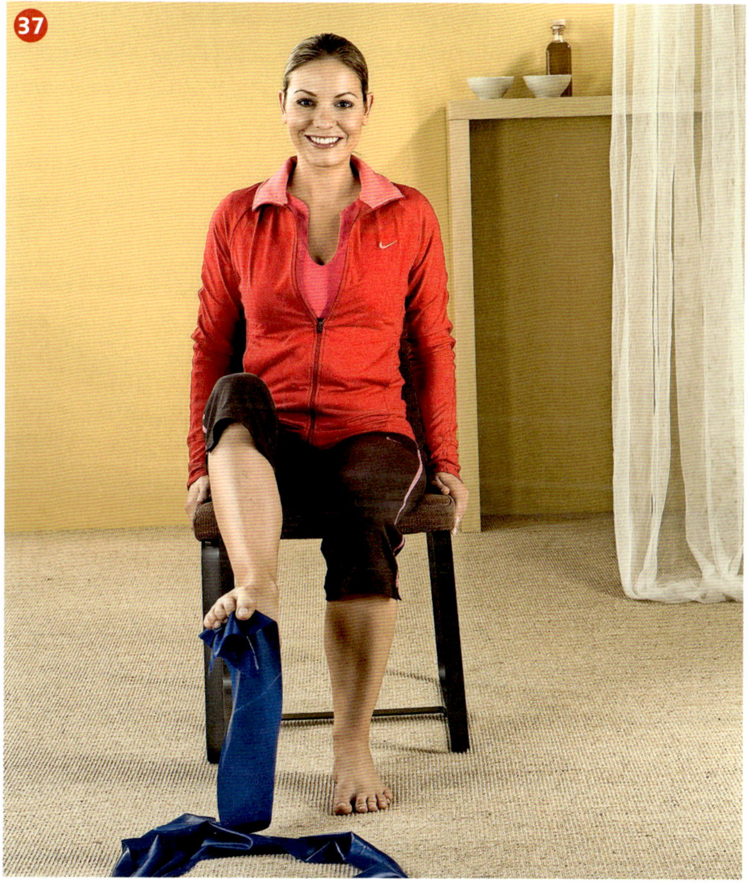

Übung 17

38 + 39 Eine lustige und sehr effektive Übung, die Sie im Büro, beim Fernsehen oder zusammen mit Ihren Freunden und Freundinnen machen können.

Legen Sie ein ausgebreitetes doppeltes Zeitungsblatt vor sich auf den Boden. Knüllen Sie es nun mit beiden Füßen zusammen, bis aus dem Blatt ein schöner Ball geworden ist.

Jetzt „entknüllen" Sie den Ball wieder: Breiten Sie das Zeitungsblatt mit den Füßen aus und versuchen Sie, es glatt zu streichen. Dann formen Sie erneut einen Ball.

Spielen Sie nun mit dem entstandenen Ball. Sie können ihn hin- und herrollen, mit den Zehen greifen und hochschießen oder zu einem Partner schießen, der ihn mit den Füßen wieder zurückschießt.

Variation: Falls weitere Personen anwesend sind, könnte man dies auch als Wettbewerb veranstalten: Wer kann in welcher Zeit die meisten Bälle formen?

Übung 18

Effektiv und lustig ist auch folgende Zeitungsübung, wenn man sie gemeinsam ausführt:

Zerreißen Sie mit den Zehen ein ausgebreitetes doppeltes Zeitungsblatt. Ergreifen Sie nun jeden einzelnen Schnipsel mit den Zehen und entsorgen Sie ihn in einem daneben stehenden Papierkorb. Wer ist am schnellsten?

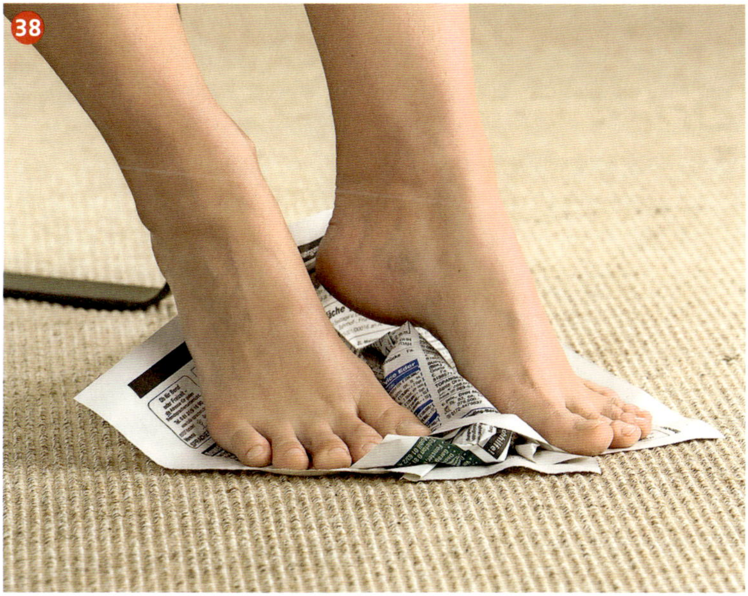

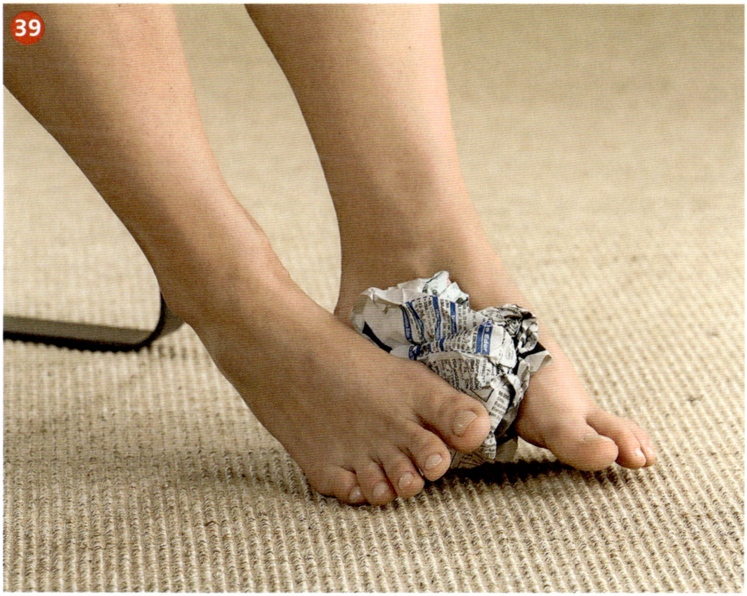

Übungsprogramm 3: Im Stehen und Gehen

Die folgenden Übungsbeschreibungen beziehen sich auf einen Innenraum – vielleicht das Büro oder Ihr Wohnzimmer. Wenn Sie die Möglichkeit haben, führen Sie die Übungen ab und zu draußen auf einer Wiese oder im Garten aus.

Übung 1

Stellen Sie sich aufrecht hin. Wenn Sie möchten, können Sie sich bei dieser Übung an einer Stuhllehne oder einem Türrahmen abstützen.
Gehen Sie auf der Stelle, indem Sie abwechselnd die rechte und die linke Ferse anheben und wieder abstellen. Drücken Sie sich jeweils kräftig in den Zehenstand hoch.
Machen Sie die Übung noch einmal, aber dieses Mal mit gebeugten Knien.
Variation: Führen Sie die gleiche Übung aus, nur gehen Sie jetzt rückwärts.

Übung 2

40 Heben Sie sich in den Zehenstand und halten Sie diese Position eine Weile. Dann rollen Sie langsam wieder auf die Fußsohlen ab.
41 Anschließend heben Sie die Vorfüße soweit wie möglich an. Danach die Füße wieder aufsetzen.
Variation: Abwechselnd die Außen- und Innenkante beider Füße abheben.

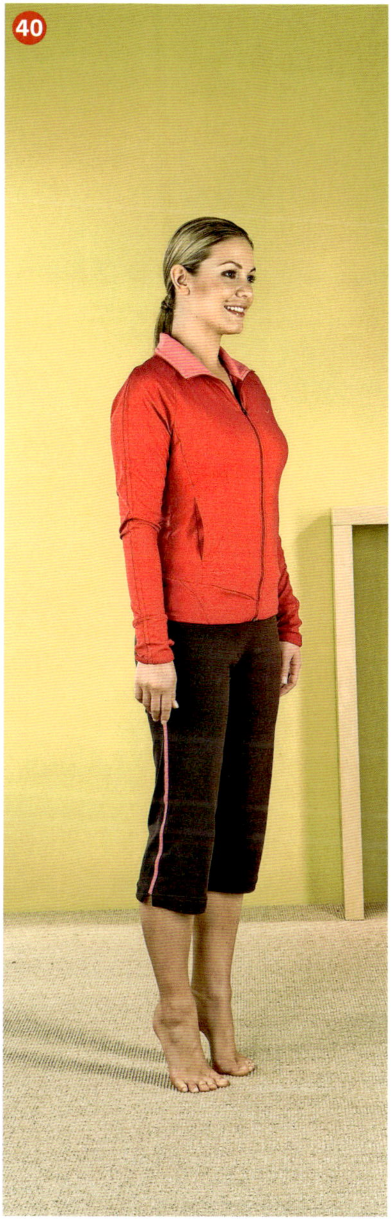
40

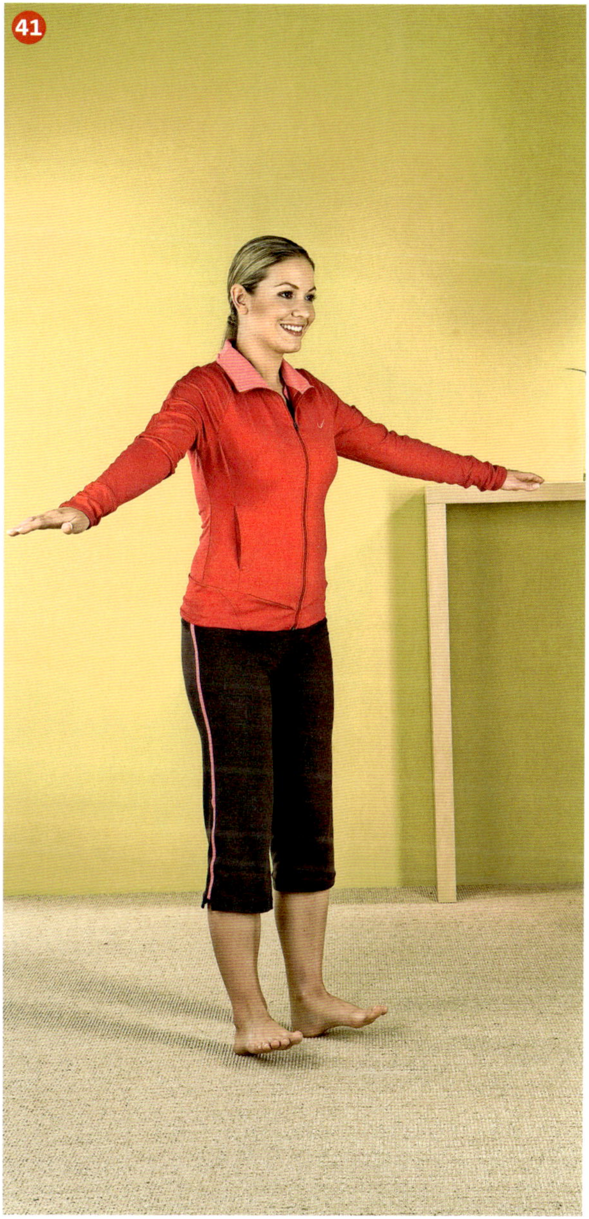
41

Übung 3

42 Im Wechsel die Zehen des rechten und des linken Fußes einkrallen, dann die Ferse vorziehen und auf diese Weise im „Raupengang" jeweils mit einem Fuß vorwärtskommen.
Auf demselben Weg wieder zurückgehen.

Übung 4

Gehen Sie abwechselnd auf den Zehen, dann auf den Fersen durch das Zimmer.

Übung 5

43 Stellen Sie sich auf die Zehen. Sie können das Gleichgewicht besser halten, wenn Sie die Arme ausbreiten oder sich mit den Händen auf einer Stuhllehne abstützen.
Drehen Sie die Fersen nach rechts, dann absetzen, wieder anheben, nach links drehen und absetzen – im steten Wechsel.

Übung 6

Der „Storchengang" ist sehr effektiv. Gehen Sie wie ein Storch durchs Zimmer, indem Sie abwechselnd ein Knie hoch anheben, dann den Fuß wieder abstellen. Sie können dies auch auf der Stelle ausführen und dabei auf einem Ballkissen stehen.
44 **Variation:** Der „hohe Storchengang": Heben Sie sich mit dem linken Bein in den Zehenstand hoch und ziehen Sie gleichzeitig das rechte Knie so weit wie möglich nach oben. Machen Sie das im Wechsel mit dem anderen Bein, entweder im Gehen oder auf der Stelle. Sie trainieren damit auch Ihr Gleichgewichtsgefühl!

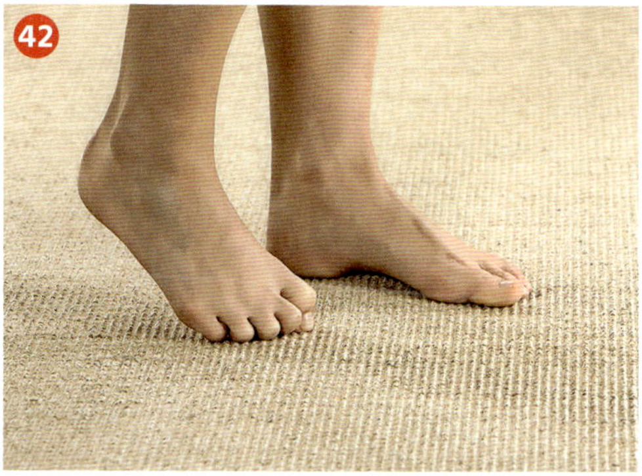
42

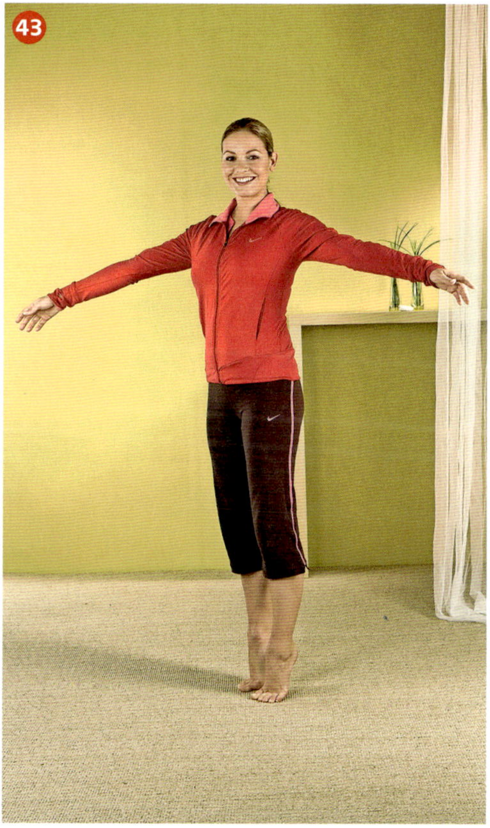
43

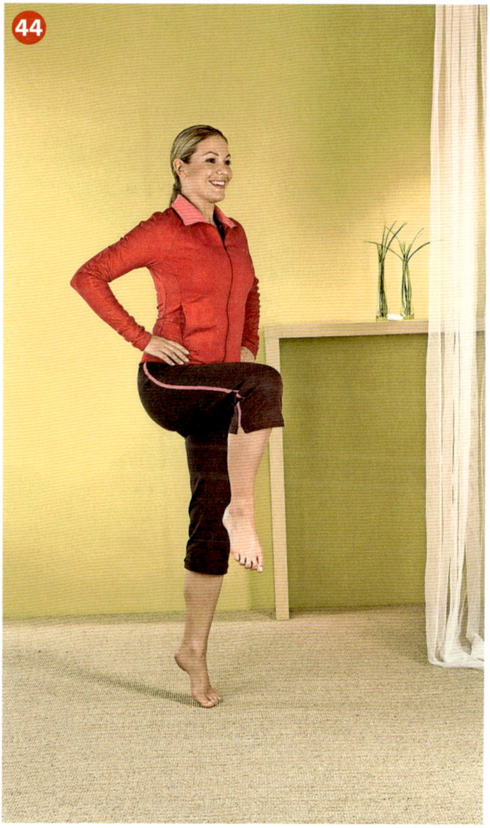
44

Übung 7

45 Schleudern Sie im Wechsel den rechten und den linken Unterschenkel weit von sich weg.

Variation 1: Halten Sie sich an einer Stuhllehne fest oder stützen Sie die Hände in der Taille ab und verlagern Sie das Gewicht auf das rechte Bein. Nun das linke Bein vor- und zurückschwingen. Dann wechseln: Gewicht auf dem linken Bein und rechtes Bein vor- und zurückschwingen.

Variation 2: Mit dem Spielbein eine Acht schwingen. Ab und zu die Kreisrichtung wechseln. Erschwert wird die Übung, wenn Sie sich mit dem Standbein auf die Zehen stellen.

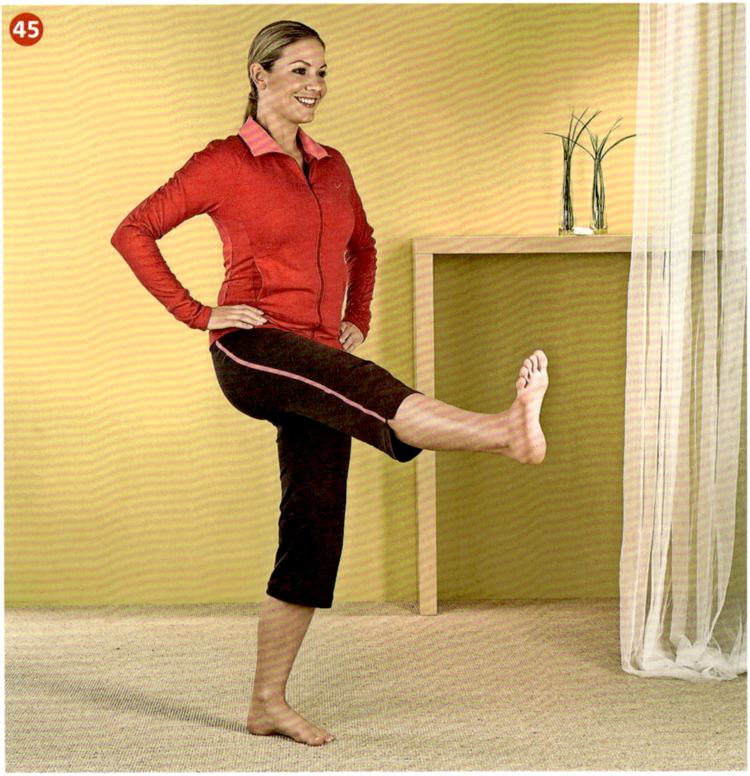

Übung 8

Zeichnen Sie auf dem Boden mit den Zehenspitzen eine Acht, Kreise oder andere Figuren.
Wechseln Sie zum anderen Bein.

Übungen mit unterschiedlichen Gegenständen

Auch hier können Sie die Übungen nicht nur drinnen, sondern ebenso im Freien ausführen, am besten auf einer Wiese. Die Übungsvorschläge aus dem Abschnitt „Übungen im Sitzen mit unterschiedlichen Gegenständen" sind alle auch im Stehen möglich.

Übung 9

46 Greifen Sie im Stehen die verschiedenen Gegenstände mit den Zehen, heben Sie sie hoch und halten Sie sie einige Sekunden fest, bevor Sie sie wieder ablegen.
Variation: Die Gegenstände nacheinander mit den Zehen anheben und in eine Kiste einräumen.

Übung 10

46 Halten Sie mit den Zehen beider Füße jeweils einen Bleistift oder ein Hölzchen fest. Dann auf den Fersen durch das Zimmer – noch besser durch Gras – gehen.

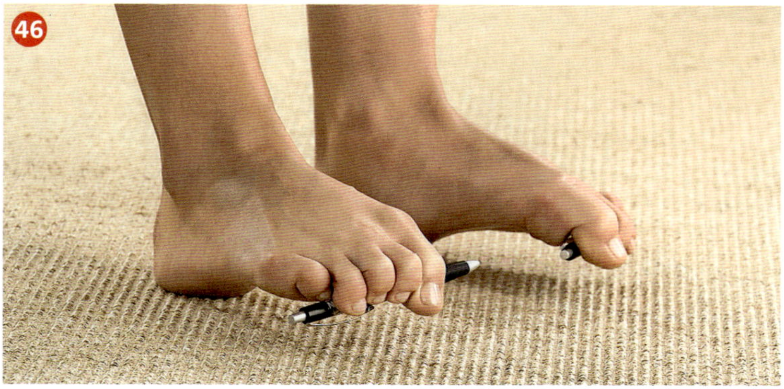

Übung 11

Rollen Sie jeweils mit einem Fuß verschiedene Gegenstände vor und zurück, einen großen oder kleinen Igelball, einen Bleistift, einen Fußroller, einen Stab oder Besenstiel.

Übung 12

Legen Sie im aufrechten Stand ein Thera-Band unter den Zehen eines Fußes und halten Sie die Enden mit beiden Händen fest. Das Standbein ist im Knie leicht gebeugt.

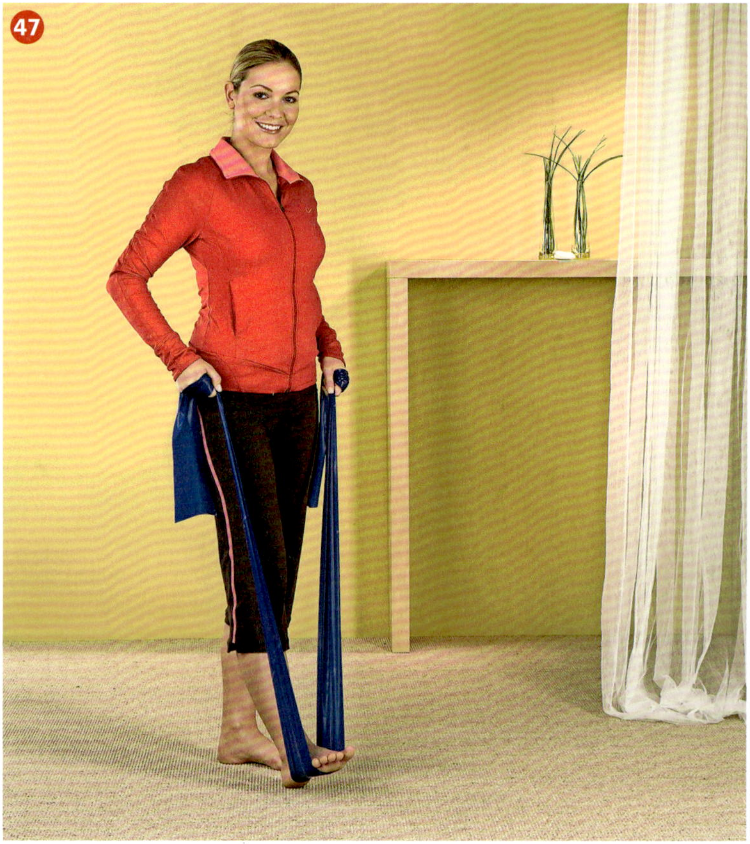

47 Zuerst den Vorfuß des Spielbeins im Fußgelenk beugen und gut hochziehen. Die Ferse bleibt am Boden. Dann den Fuß kräftig gegen das Thera-Band drücken.
Nach einigen Wiederholungen das Bein wechseln.

Übung 13

Diese Übung sollten Sie so oft es geht zwischen Ihre Alltagstätigkeiten einschieben.
48 Stellen Sie sich mit den Zehen auf die Querseite eines dicken Buches (z. B. eines Telefonbuchs). Die Fersen berühren den Boden.
Drücken Sie sich kräftig aus den Füßen heraus in den Zehenstand. Die Spannung sechs bis zehn Sekunden halten, dann die Fersen langsam bis zum Boden absenken.
Jetzt ziehen Sie die Zehenspitzen so weit wie möglich hoch, halten die Spannung wieder sechs bis zehn Sekunden, dann die Zehen senken.

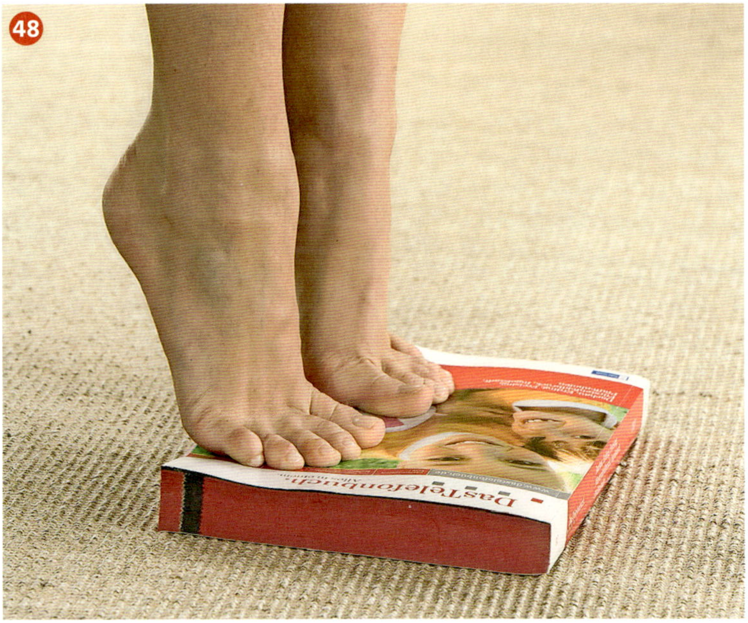

48

Übung 14

Legen Sie ein langes Seil auf den Boden. Es kann auch ein Gartenschlauch sein.

Balancieren Sie nun darauf nach vorn, indem Sie einen Fuß vor den anderen setzen und jeden Fuß gut von der Ferse bis zur Zehenspitze langsam und bewusst abrollen.

Dann gehen Sie auf dem Seil rückwärts, indem Sie die Zehenspitzen hinter die Ferse des anderen Beines setzen und von den Zehen zur Ferse langsam abrollen.

Übung 15

Legen Sie ein Tuch auf den Boden und stellen Sie sich auf den vorderen Teil.

Krallen Sie die Zehen beider Füße ein und versuchen Sie, das Tuch Stück für Stück unter die Zehen zu ziehen.

Übung 16

49 Legen Sie einen Stab oder Besenstiel vor sich hin. Während die Fersen Bodenkontakt halten, legen Sie die Zehen auf den Stab.

Mit den Zehen den Stab fest umfassen und versuchen, ihn unter die Füße zu ziehen. Die Spannung sechs bis zehn Sekunden halten, dann lockerlassen.

Übung 17

50 Stellen Sie sich auf eine Treppenstufe, als ob Sie hinuntergehen wollten, auf einen Fußschemel oder etwas ähnlich Stabiles. Wichtig ist, dass Sie einen sicheren Stand haben. Die Füße sollen nebeneinanderstehen und die Zehenspitzen über die Stufenkante nach unten zeigen.

Krallen Sie Ihre Zehen ganz kräftig gegen die Stufenkante, so als ob Sie diese anheben wollten. Die Spannung sechs bis zehn Sekunden halten, dann lockerlassen.

49

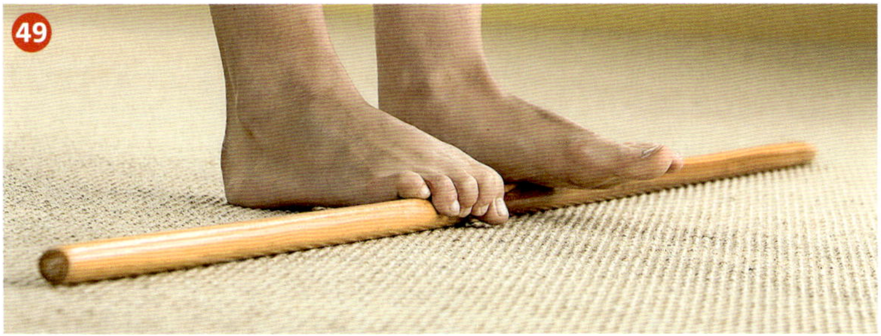

50

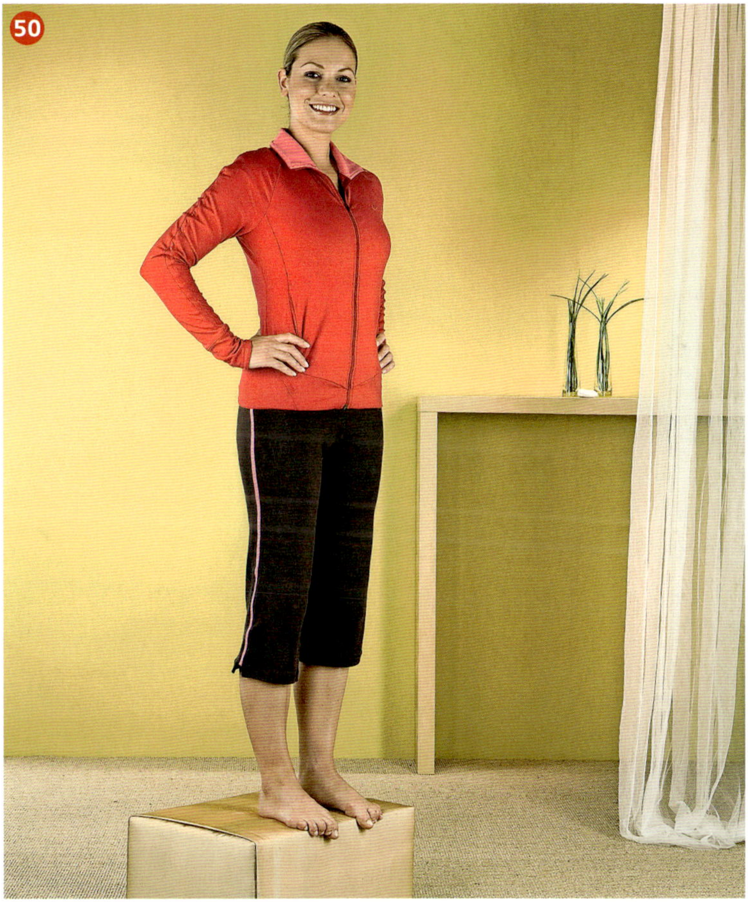

Übung 18

Hier eine ähnlich lustige Übung wie Übung 17 im Sitzen.

51 Legen Sie ein doppeltes Zeitungsblatt aus der Tageszeitung vor sich auf den Boden.

Stehen Sie jeweils mit einem Fuß darauf und versuchen Sie, mit dem anderen Fuß die Zeitung zu zerreißen. Machen Sie möglichst viele kleine Schnipsel!

Danach fassen Sie alle Teile mit den Füßen zusammen und formen einen Ball daraus. Diesen schießen Sie nun abwechselnd mit dem rechten und dem linken Fuß hoch.

Übung 19

Dies ist nicht nur eine vorzügliche Dehnübung, sondern sie kräftigt obendrein auch die Wadenmuskulatur.

52 Stellen Sie sich mit beiden Füßen so auf eine Treppenstufe oder eine Leiter, dass sich beide Fersen in der Luft befinden; halten Sie sich dabei gut am Geländer oder an der Leiter fest.

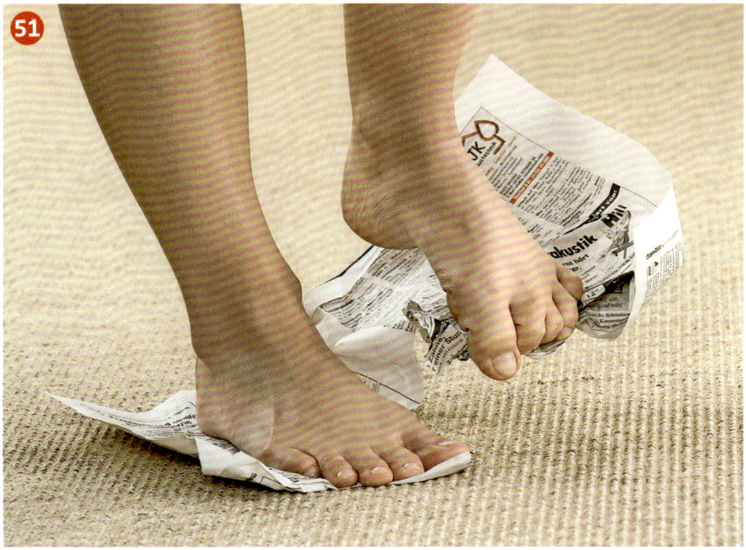

51

Nun drücken Sie sich kräftig in den Zehenstand und halten Sie diese Position einige Sekunden lang.
Danach die Fersen senken und die Zehenspitzen vorn hochziehen. Auch diese Position einige Sekunden lang halten. Die Ausführung dieser Übung ist jedoch nur auf einer Treppenstufe möglich.

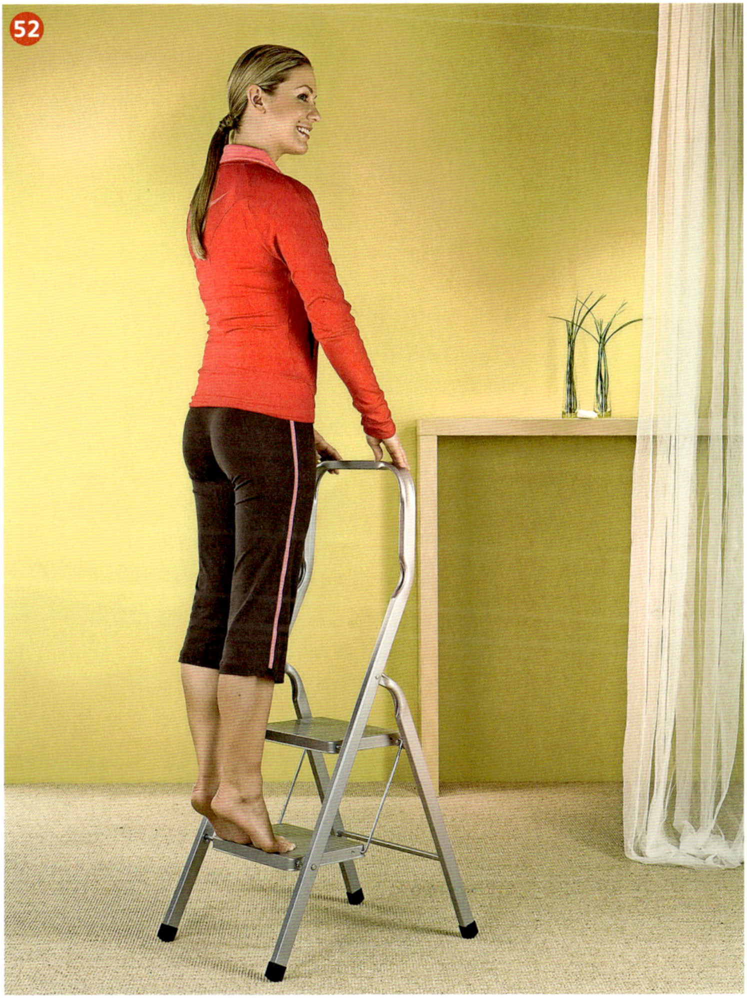

Übungsprogramm 4: Mit dem Ballkissen

Das luftgepolsterte Ballkissen, das Sie in Sanitäts- oder Sportgeschäften erhalten, ist vielseitig einsetzbar: Legt man es auf einen Stuhl, kann man sehr „dynamisch“ darauf sitzen, und die Rückenmuskeln werden automatisch aktiviert.

Für den Beckenboden bietet es große Vorteile, wenn man das Ballkissen in der Rückenlage unter das Becken schiebt. Aber auch im Alltag können Sie sich ab und zu spielerisch darauf stellen, z. B. beim Kartoffelschälen oder beim Telefonieren. Bei der Venengymnastik können Sie es für bestimmte Übungen gut verwenden, denn mit seiner Hilfe lässt sich die Venenpumpe hervorragend aktivieren. Auf dem Ballkissen wirken Übungen intensiver als auf dem flachen Boden.

Wenn Sie sich beim Üben auf dem Ballkissen neben einen Stuhl oder eine Wand stellen, bietet Ihnen dies anfangs Sicherheit, denn Sie können sich schnell festhalten, falls Sie das Gleichgewicht verlieren. Das Ballkissen eignet sich übrigens auch sehr gut zur Schulung oder Verbesserung des Gleichgewichtssinns.

Übung 1

Legen Sie das Ballkissen einen Schritt weit von einer Wand weg und stellen Sie sich darauf. Strecken Sie die Arme etwa schulterhoch nach vorn und stützen Sie sich mit den Handflächen (die Fingerspitzen zeigen nach oben) an der Wand ab.

53 Rollen Sie abwechselnd den rechten und den linken Fuß von den Zehen bis zur Ferse langsam ab.

54 Heben Sie abwechselnd das linke und das rechte Knie an.

Variante: Stellen Sie sich auf die Zehen und heben Sie abwechselnd das rechte und linke Knie. Stellen Sie sich dann auf die Fersen und üben Sie wie zuvor beschrieben.

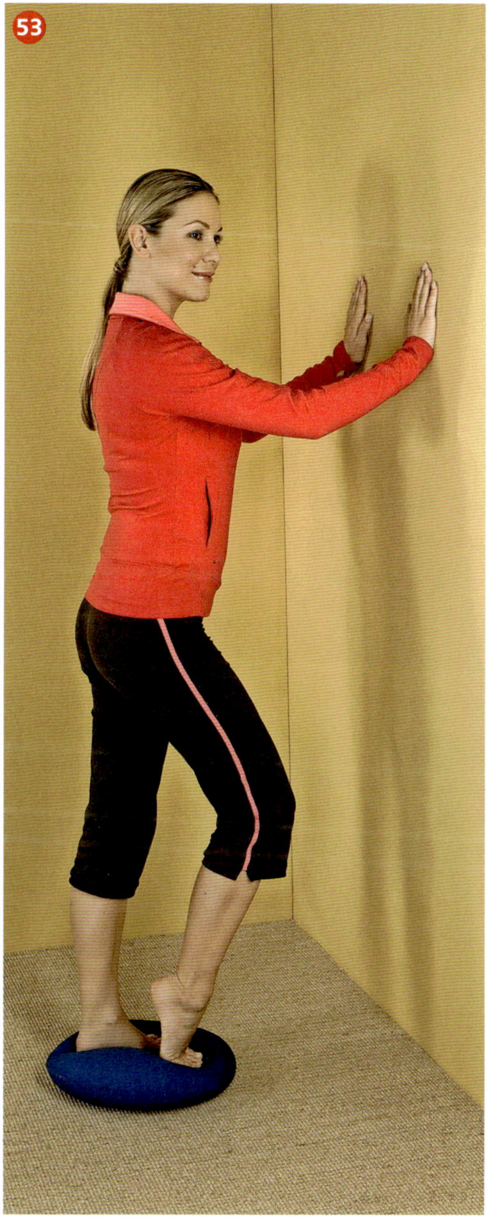
53

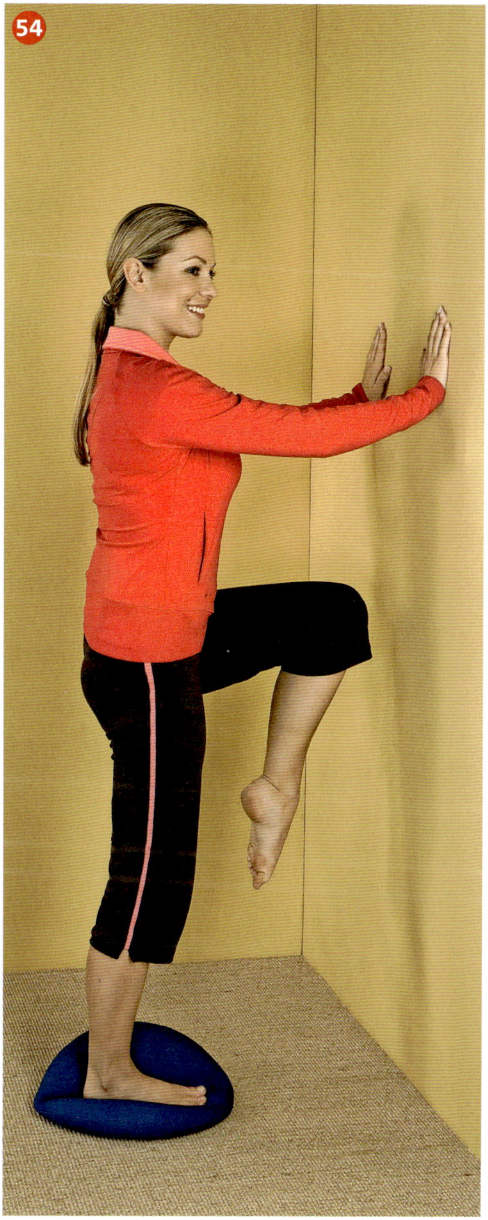
54

Übung 2

Stellen Sie sich auf das Ballkissen.

55 Drücken Sie die linke Fußsohle nach unten und heben Sie gleichzeitig die rechte Ferse an, sodass nur noch die Zehenspitzen das Ballkissen berühren.

Führen Sie die Übung anschließend umgekehrt aus. Zuerst im schnellen, dann im langsameren Wechsel.

Erspüren Sie bewusst die Anspannung der Wadenmuskulatur in dem Bein, dessen Ferse Sie gerade anheben.

Übung 3

56 + 57 Stellen Sie sich auf das Ballkissen.

Verlagern Sie das Gewicht abwechselnd nach vorn auf die Zehenspitzen und nach hinten auf die Fersen.

Variation 1: Die Fußsohlen bleiben dieses Mal ganz fest auf dem Ballkissen stehen. Kreisen Sie die Füße aus den Fußgelenken heraus abwechselnd links- und rechtsherum.

Variation 2: Führen Sie die Variation 1 durch, nur beugen Sie dabei etwas die Knie.

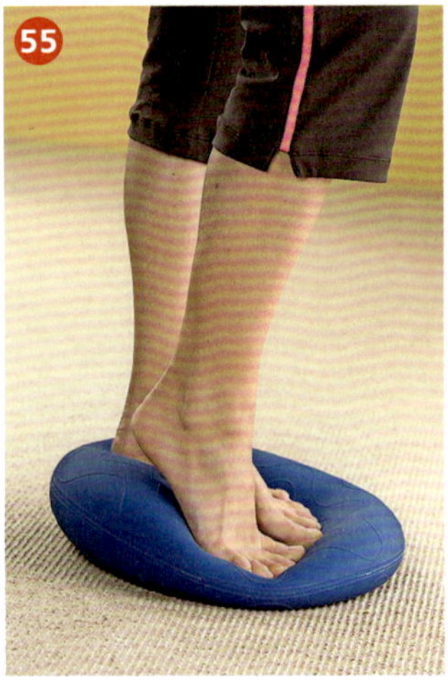

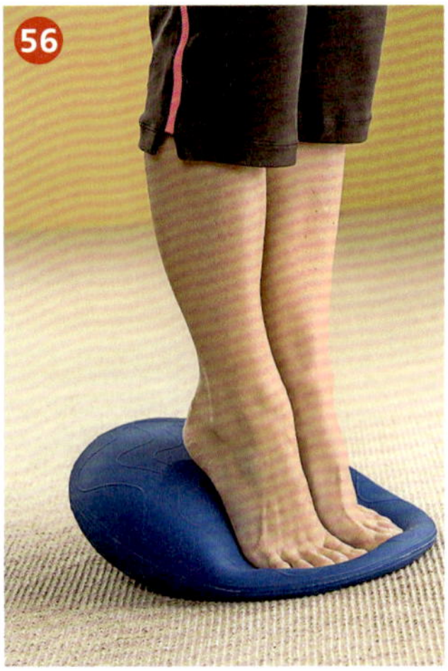

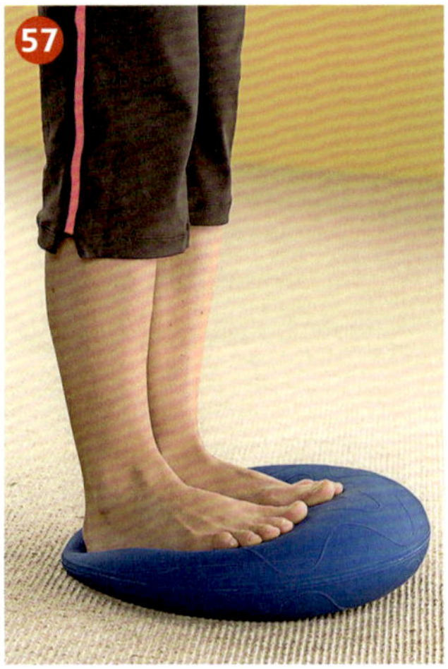

Übung 4

Diese Übung ist gut im Büro möglich, wenn Sie das Ballkissen auf dem Boden vor sich unter dem Schreibtisch liegen haben. Auch abends vor dem Fernseher können Sie sie leicht nebenbei machen.

Setzen Sie sich auf einen Stuhl und stellen Sie die Füße auf das Ballkissen.

58 Drücken Sie abwechselnd den rechten und linken Fuß nach unten auf das Kissen.

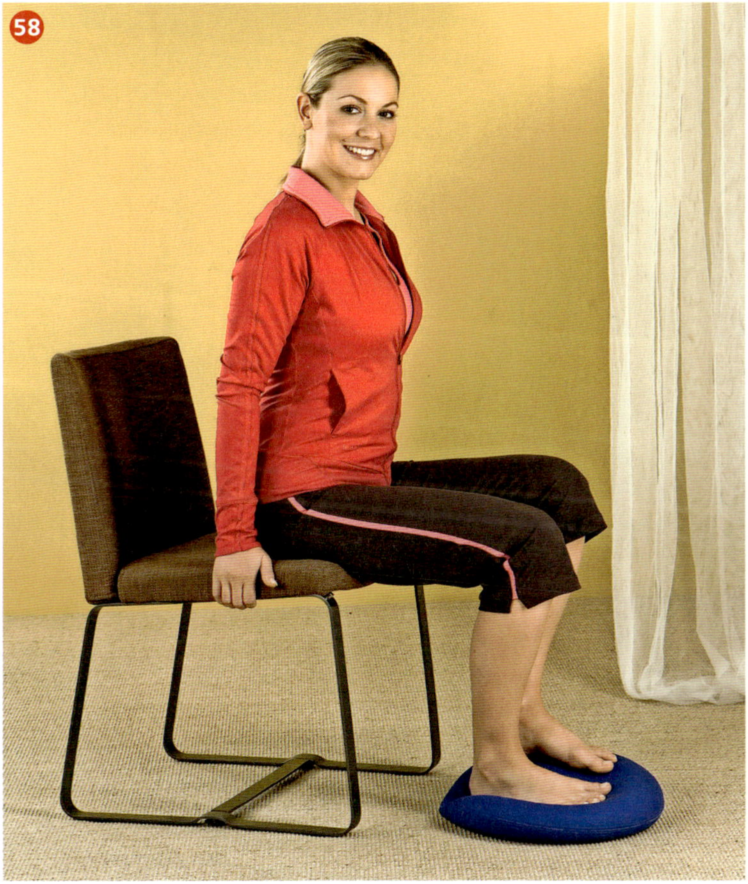

Übung 5

Begeben Sie sich in den Vierfüßlerstand, also auf die Hände und die Knie, und stellen Sie die Zehen und Zehenballen auf das Ballkissen. 59 Senken Sie den Oberkörper und stützen Sie sich auf den Unterarmen ab. Heben Sie die Knie ein wenig an.
„Gehen" Sie mit den Füßen auf der Stelle auf dem Ballkissen. Machen Sie diese Übung, solange Sie möchten.

59
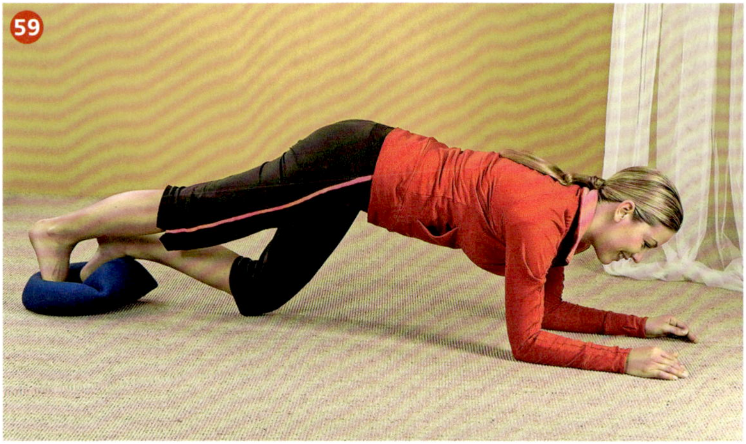

60
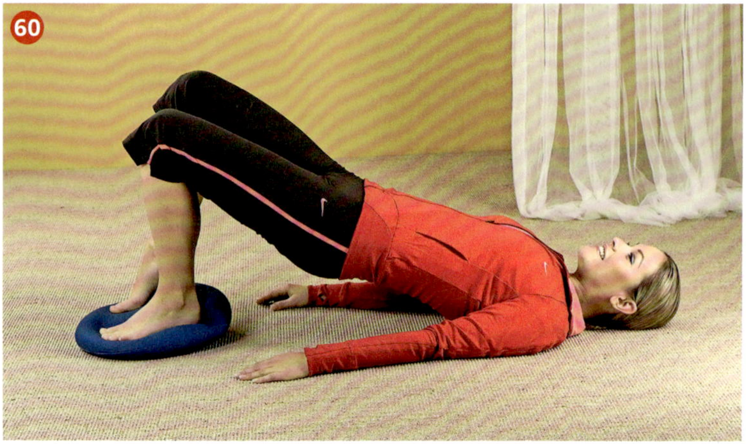

Übung 6

60 Legen Sie sich auf den Rücken, winkeln die Beine an und stellen die Füße auf das Ballkissen.

Heben Sie das Becken an und „gehen" Sie mit den Füßen auf dem Ballkissen.

Nach sechs bis zehn Sekunden das Becken wieder gelöst ablegen und die Füße ruhen lassen.

Variation: Fußschaukel: Beide Füße im Wechsel auf die Zehen und die Fersen stellen.

Spezielles Venentraining

Sie wissen inzwischen, dass stundenlanges, bewegungsloses Sitzen den Venen nicht guttun kann. Legen Sie deshalb auch und vor allem im Büro in einem ruhigen Moment Ihre Beine hoch, um Ihre Venen zu entlasten. Es ist empfehlenswert, in der Schreibtischschublade im Büro einen kleinen Igelball bereitzuhalten, denn mit ihm bieten sich viele Übungsmöglichkeiten nicht nur für die Füße, sondern auch für den Nacken, den Rücken und die Hände an. Ebenso gut ist ein Thera-Band, das sich noch leichter verstauen lässt. Wer es noch besser mit sich meint, kann sich gern ein luftgepolstertes Ballkissen fürs Büro anschaffen. Üben Sie, wann immer Sie können, möglichst ohne Schuhe.

Übungsprogramm 1: Für zwischendurch im Büro

Übung 1

Auch im Büro können Sie öfter einmal aufstehen und umhergehen. Als Übung für die Venen sollten Sie auch regelmäßig mehrmals am Tag im Zehengang im Raum umhergehen, danach eine Weile auf den Fersen. Die folgenden Übungen sind etwas unauffälliger. Üben können Sie sie etwa vor einem Regal, aus dem Sie etwas holen müssen, oder während eines Telefonats – seien Sie fantasievoll!

Übung 2

Legen Sie abwechselnd den rechten und den linken Fuß auf einen kleinen Igelball und rollen Sie den Fuß mehrere Male vor und zurück, langsam und schnell.

61 Noch besser: Legen Sie jeden Fuß auf einen kleinen Igelball und rollen Sie beide Füße gleichzeitig vor und zurück, dann gegengleich.

Übung 3

Legen Sie verschiedene Utensilien – wie Bleistifte, Tempotaschentücher, einen Schal, ein Thera-Band, einen Radiergummi oder eine gelesene Zeitungsseite – auf den Boden.

Versuchen Sie, die Gegenstände nacheinander mit den Zehen zu greifen, hochzuheben und wieder abzulegen. Entweder mit beiden Füßen gleichzeitig oder abwechselnd. Ein Thera-Band, ein Tuch oder ein Schal lässt sich auch mit Socken an den Füßen gut greifen.

Übung 4

Strecken Sie im Sitzen das linke Bein aus und legen Sie ein Thera-Band gekreuzt um den Vorfuß, die Enden halten Sie mit den Händen fest.

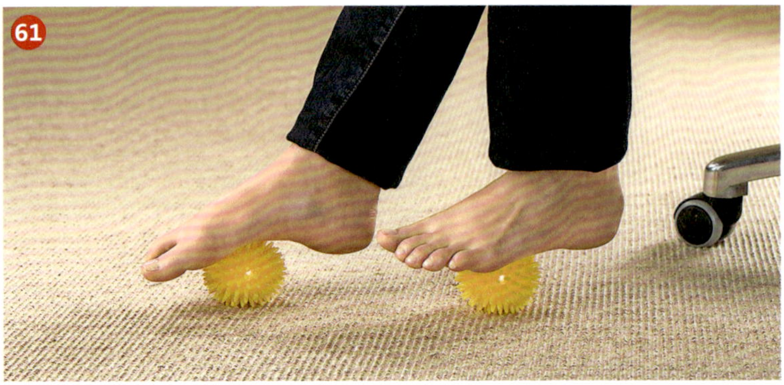

62 Ziehen Sie zuerst den Vorfuß mit dem Thera-Band so nah wie möglich zum Körper heran und spüren Sie die Dehnung in der Wade. Drücken Sie dann den Vorfuß kräftig gegen das elastische Band. Mindestens sechs bis zehn Sekunden lang halten, dann lockerlassen.

Variation 1: Aus der gleichen Ausgangsstellung den Fuß erst rechts-, dann linksherum kreisen. Mit dem Band immer etwas Widerstand geben.

Variation 2: Den Vorfuß im Wechsel gegen den Widerstand des Thera-Bands nach außen und innen drücken.

Variation 3: Wiederholen Sie diese Übungen, indem Sie die Ferse am Boden halten. Legen Sie dann beide Füße in die Schlaufe des Thera-Bands und führen Sie die genannten Übungen mit beiden Füßen gleichzeitig aus.

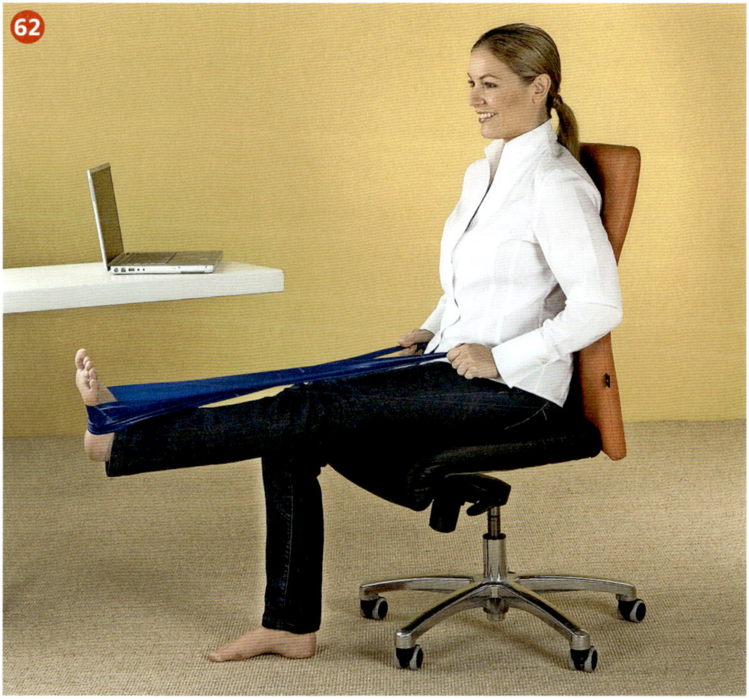

Übung 5

Stellen Sie sich aufrecht hinter den Schreibtischstuhl und legen Sie beide Hände auf die Lehne.

Drücken Sie sich nun kräftig aus den Fußgelenken heraus in den Zehenstand hinauf. Verharren Sie sechs bis zehn Sekunden lang in dieser Position.

Dann die Fersen langsam bis zum Boden senken und die Zehenspitzen vorn hochziehen. In dieser Dehnposition zehn bis 30 Sekunden lang bleiben.

Übung 6

Legen Sie ein dickes Buch unter Ihre Füße.

Krallen Sie die Zehen vorn um den Rand des Buches. Halten Sie die Spannung sechs bis zehn Sekunden lang, dann loslassen.

Übungsprogramm 2: Lange Bahn-, Bus- und Autofahrten

Wenn eine Fahrt, egal mit welchem Verkehrsmittel, lange dauert, sollten Sie selbst für ein bisschen Schwung sorgen: Bewegen Sie während langer Fahrten mit dem Bus, der Bahn oder dem Auto die Füße und Beine im Sitzen immer wieder, stehen Sie zwischendurch auf und nutzen Sie auf jeden Fall auch Pausenzeiten sinnvoll. Parkplätze bieten oft kleine Waldwege, Wiesen, Bäume oder liegende Baumstämme.

Optimal ist es, wenn Sie eine kombinierte Atem- und Beinvenenübung einplanen. Die Übungen lassen sich selbstverständlich auch im Zug ausführen; suchen Sie sich einfach einen geeigneten Platz im Gang. Ihre Beine und damit Ihre Venen werden es Ihnen danken!

Übung 1

Wenn Sie gar nicht aussteigen können, machen Sie diese Übung.

Strecken Sie ein Bein unter den Sitz der vor Ihnen sitzenden Person oder im Auto einfach nach vorn.

Bewegen Sie dann das Fußgelenk, indem Sie ein paar Mal die Fußspitze anziehen und wieder strecken.

Danach den Fuß in die eine, dann in die andere Richtung kreisen. Zum anderen Bein wechseln und die Übung wiederholen.

Übung 2

63 Setzen Sie sich mit dem Gesäß ganz zurück und halten Sie den Rücken aufrecht (im Bus können Sie mit dem Gesäß auch etwas weiter vorn sitzen).

63
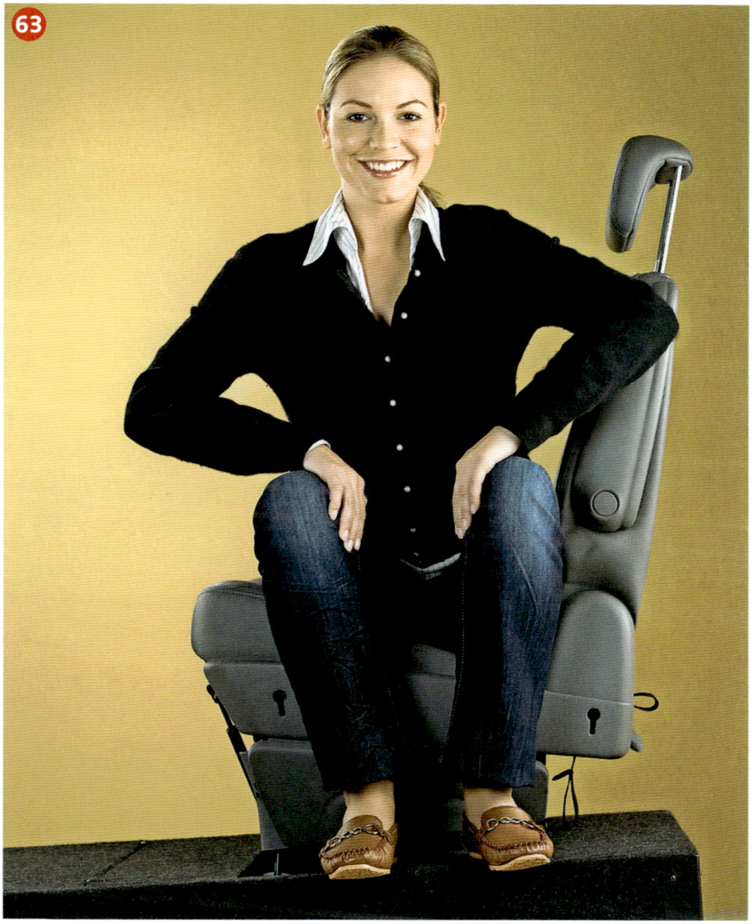

Die Knie sind etwa hüftbreit geöffnet. Legen Sie nun beide Hände an die Innenseiten der Knie und erzeugen Sie einen Widerstand – das heißt, die Knie kräftig gegen den Widerstand der Hände nach innen drücken, ohne dass sich diese nach innen bewegen (sogenannte isometrische Anspannung).

Die Spannung sechs bis zehn Sekunden lang halten, dann entspannen. Anschließend die Übung noch zwei- bis dreimal wiederholen.

Variation: Wie oben, jedoch zuerst die Zehenspitzen hochziehen und die Fersen in den Boden drücken.

Übung 3

Ein kleiner Igelball passt in jedes Handgepäck und in jede Handtasche. Er sollte auf Reisen immer dabei sein. Diese Übung machen Sie am besten während einer kurzen Haltepause ohne Schuhe.

64 Legen Sie den Igelball unter die linke Fußsohle und kreisen Sie mit dem Fuß immer wieder darüber, natürlich ohne Schuhe (Strümpfe stören nicht), vor und zurück.

Kreisen Sie nun mit der Fußsohle über den Igelball, und zwar die Ferse, den Mittelfuß und danach auch den Vorfuß.

Wechseln Sie ab und zu das Bein und wiederholen Sie das Kreisen.

Übung 4

Stellen Sie sich aufrecht hin und grätschen Sie leicht die Beine.

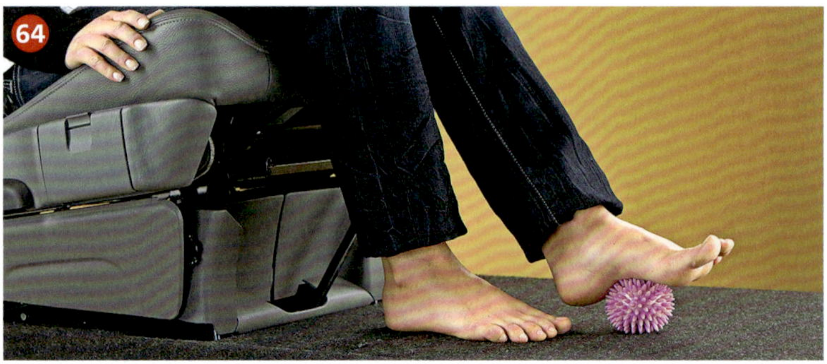

65 Die Arme weit nach oben anheben und die Fingerspitzen dem Himmel entgegenstrecken. Gleichzeitig heben Sie sich in den Zehenstand. Atmen Sie in dieser Streckhaltung ein, dann die Fersen senken und die Arme nach unten führen, dabei ausatmen.

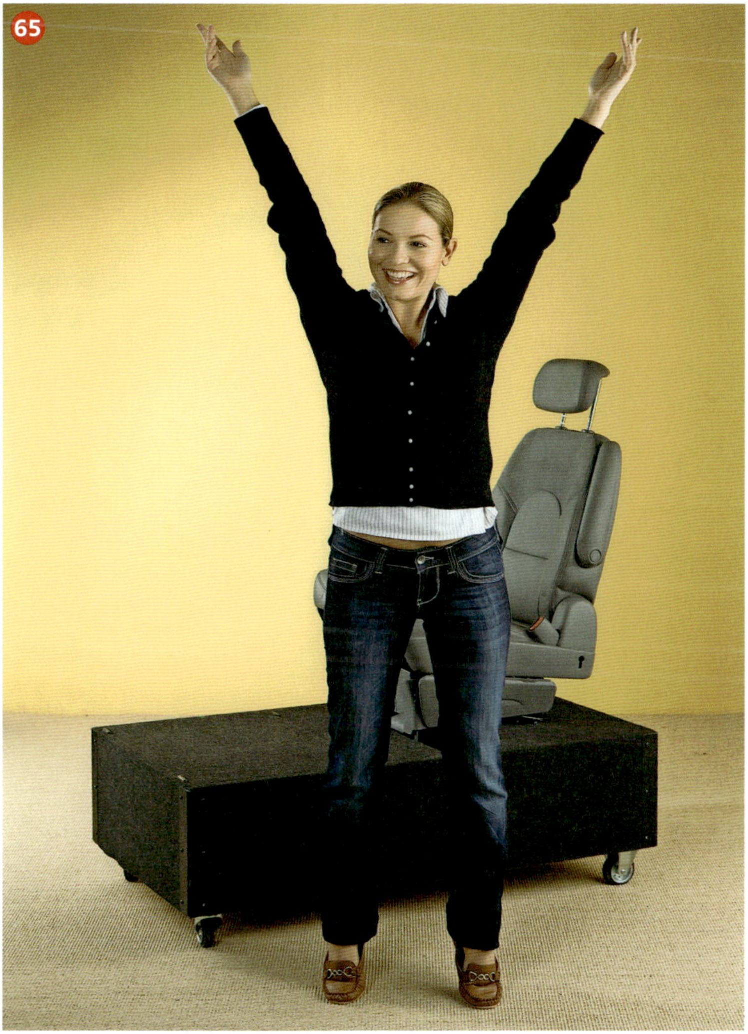

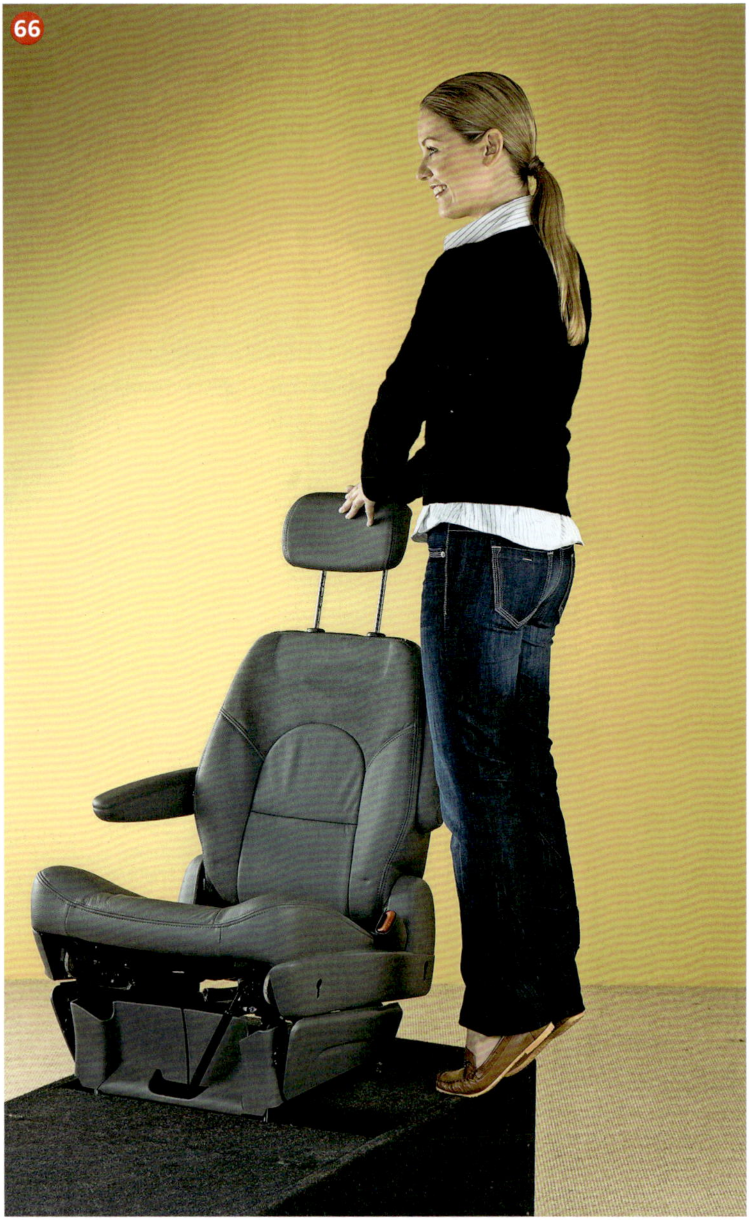
66

Übung 5

Dies ist eine besonders geeignete Übung für Bus- und Autopausen.

66 Stellen Sie sich mit den Vorfüßen auf eine Treppenstufe des Busses oder auf die Einstiegskante des Autos. Halten Sie die Fersen in der Luft.

67 Stemmen Sie sich einige Male auf die Zehenspitzen und senken die Fersen langsam wieder ab. Sie können sich dabei am Busgeländer, an der Tür oder am Autodach festhalten.

Übung 6

Gehen Sie vier Schritte auf Zehenspitzen, dann vier Schritte auf den Fersen – immer im Wechsel.

Bleiben Sie zwischendurch stehen und wippen Sie auf der Stelle abwechselnd auf den Zehen und den Fersen.

Variation: Das abwechselnde Wippen auf den Zehen und Fersen können Sie auch vor einem Baum ausführen, indem Sie sich mit den Händen am Baumstamm abstützen. Strecken Sie dabei die Arme etwa schulterbreit und in Schulterhöhe nach vorn aus.

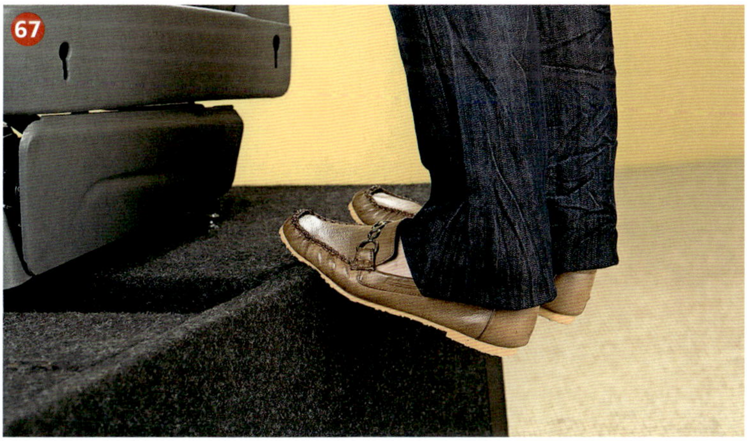

Übungsprogramm 3: Im Flugzeug

Vor allem auf Langstreckenflügen kommt es bei vielen Menschen zu schweren und letztendlich geschwollenen Beinen – ein Zeichen für die Überbeanspruchung der Venen durch das lange Sitzen. Aber auch auf kürzeren Flügen, also schon bei einer Flugdauer von drei Stunden, kann es zu Venenproblemen kommen. Tragen Sie deshalb dafür Sorge, sich zwischendurch immer wieder etwas zu bewegen, das heißt, aufzustehen und auf- und abzugehen, aber auch beim Sitzen die Beine und Füße zu bewegen. Selbst in den meist sehr engen Sitzreihen lässt sich dieses speziell für die Flugreise zusammengestellte Kurzprogramm, das den Venen guttut und Stauungen verhindert, ausführen. Einige der Übungen sind auch mit Schuhen möglich, aber ohne Fußbekleidung sind sie noch effektiver. Wiederholen Sie dieses Kurzprogramm während des Fluges in Abständen immer wieder. Diese Übungen eignen sich auch für längere Zug- oder Busreisen.

Übung 1

Wenn es Ihnen möglich ist, ziehen Sie bei dieser Übung die Schuhe aus, anderenfalls üben Sie in Schuhen.
Im Wechsel die Zehen kräftig in den Boden einkrallen, das Längsgewölbe bewusst hochziehen, dann die Zehen wieder strecken und spreizen. Die Fersen bleiben währenddessen auf dem Boden stehen. Dann beide Füße gleichzeitig einkrallen.

Übung 2

Diese effektive Übung für zwischendurch ist im Sitzen und auf kleinstem Platz sehr gut möglich – sowohl mit als auch ohne Schuhe.

68 Bewegen Sie beide Füße abwechselnd: den einen in den Zehenstand, den anderen in den Fersenstand. Im schnellen und im langsamen Wechsel üben.

69 Nun beide Füße gleichzeitig in den Fersen-, dann in den Zehenstand bewegen. Im raschen Wechsel ausführen.

68

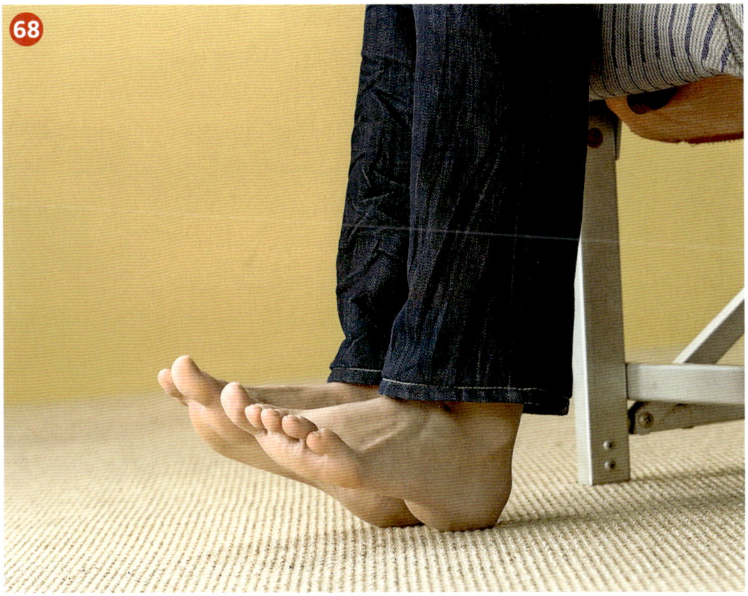

69

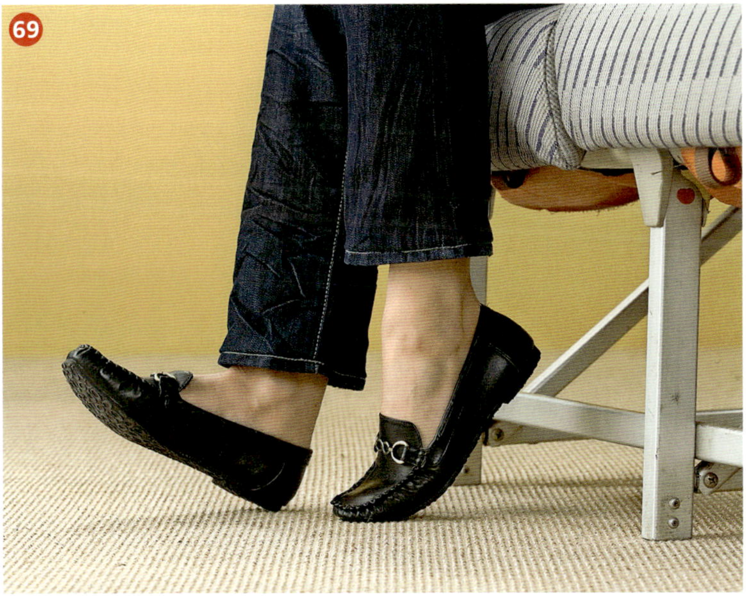

Übung 3

Ziehen Sie im Wechsel das linke und das rechte Knie hoch.

Variation: Ein Knie anziehen und dabei die Zehenspitzen hochziehen. Dann das angezogene Bein in dieser Position zehn bis 20-mal in kleinen Bewegungen nach oben wippen. Danach mit dem anderen Bein ausführen.

Übung 4

70 Heben Sie beide Fersen gleichzeitig an und drehen Sie sie nach außen. Fersen absetzen, dann wieder anheben, zurückdrehen und absetzen. Einige Male hintereinander wiederholen.

Übung 5

Eine der besten Übungen auch im Flugzeug ist der Raupengang. Krabbeln Sie mit Ihren Füßen wie eine Raupe nach vorn und wieder zurück. Die Bewegung erfolgt durch kräftiges Einrollen der Zehen.

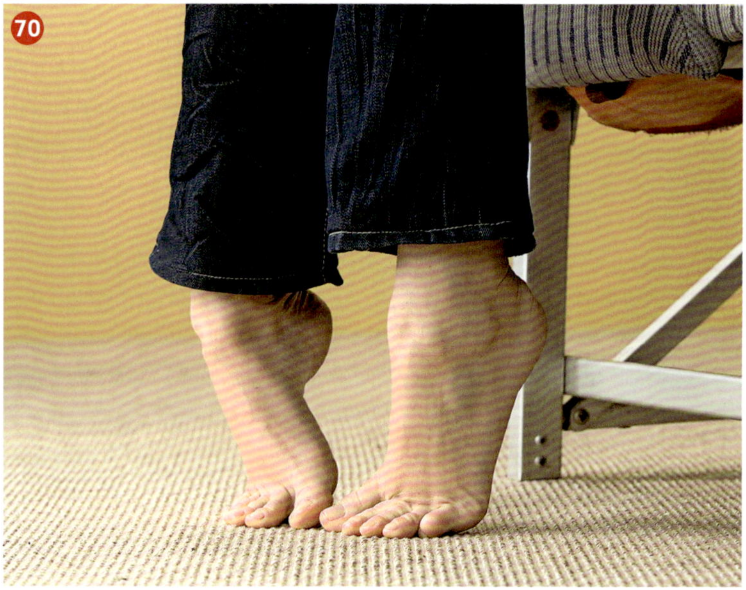

Übung 6

Legen Sie beide Hände auf die Knie und achten Sie auf einen geraden Rücken.

71 Üben Sie jetzt mit den Händen Druck auf die Knie aus.

Dann abwechselnd das linke und das rechte Knie gegen den Widerstand der Hände nach oben drücken, indem Sie die jeweilige Ferse anheben.

Im Flugzeug leiden nicht nur die Venen. Daher folgen nun noch drei Übungen speziell für Rücken und Nacken.

71

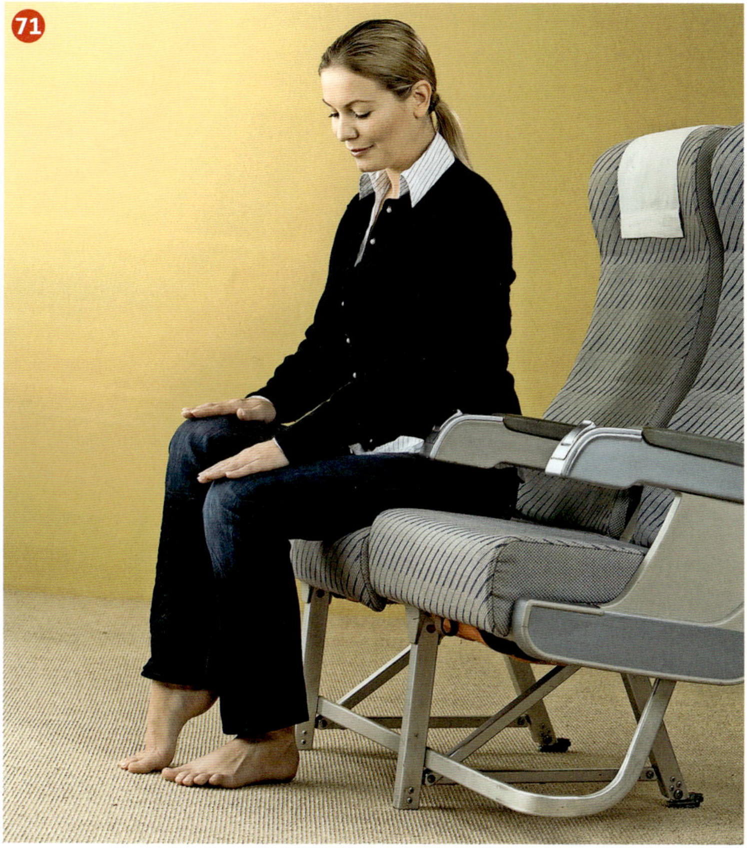

Übung 7

Sitzen Sie aufrecht und klappen Sie das Tischchen vor sich herunter. 72 Legen Sie beide Hände an Ihre Ellenbogen, beugen Sie dann den Oberkörper mit gerader Wirbelsäule ein wenig nach vorn und stützen Sie die Unterarme auf dem Tischchen ab. Achten Sie darauf, dass die Wirbelsäule gerade ist und Rücken und Nacken sich in einer Linie befinden. Die Schultern sind eher in die Weite und nach unten gezogen. Dann spannen Sie die Beckenbodenmuskeln an und ziehen den Scheitel des Kopfes in die Höhe, sodass der gesamte Rücken-Nacken-Bereich in die Länge gezogen wird.

Die Spannung sechs bis zehn Sekunden lang halten, dann entspannen. Die Übung sechs- bis zehnmal wiederholen.

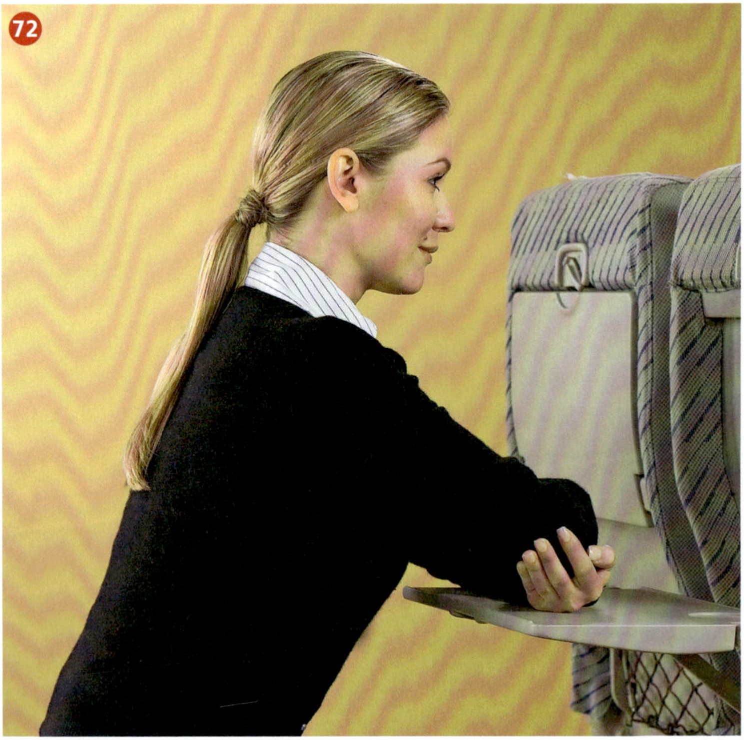

Übung 8

Setzen Sie sich auf dem Sitz ganz zurück und lehnen Sie den Kopf an die gerade gestellte Rückenlehne an.

73 Drücken Sie den Kopf kräftig nach hinten gegen das Kopfteil des Sitzes und halten Sie die Spannung sechs bis zehn Sekunden lang. Danach den Kopf vorbeugen und das Kinn zum Brustbein hin ziehen. Die Dehnung zehn bis 30 Sekunden halten, dabei weiteratmen. Dann den Kopf anheben und nachspüren.

Drei- bis viermal wiederholen.

Variation: Wie oben zuerst den Kopf zurückdrücken, ihn dann abwechselnd zur Seite drehen und die Dehnung in der gegenüberliegenden Seite spüren. Zehn bis 30 Sekunden halten, Kopf zurückgleiten lassen, jede Seite drei- bis viermal üben.

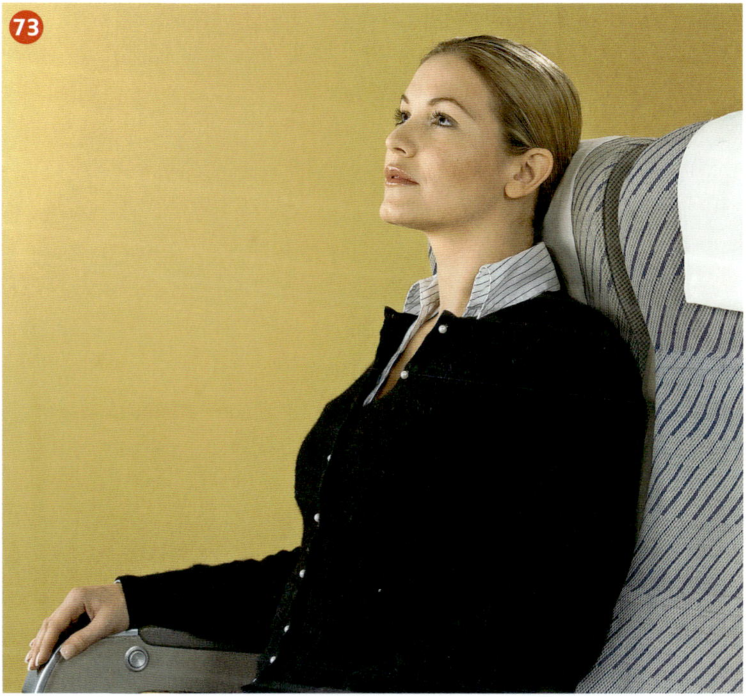

Übungsprogramm 4: Am Strand

Keine Frage: Sandstrände sind eine ausgezeichnete Möglichkeit, seinen Beinen und Venen etwas besonders Gutes zu tun. Schon allein das Gehen im Sand oder auf kleinen Kieselsteinen ist Balsam für die Beinmuskulatur. Nutzen Sie jede Gelegenheit, am Strand durch knöchel- bis knietiefes Wasser zu waten.

Positiv wirkt bereits, dass das kalte Wasser die Venen zusammenzieht und die Wadenmuskelpumpe anregt. Es gibt jedoch auch spezielle Übungen, die Sie in Ihrem Urlaub am Strand machen können, um die Venen und die sie umgebenden Muskeln zu stärken.

Übung 1

Setzen Sie sich auf eine Liege oder einen Stuhl am Strand.

74 Krallen Sie die Zehen kräftig in den Sand ein wie die Schaufeln eines Baggers, dann wieder lockerlassen.

75 Greifen Sie mit den Zehen in den Sand, heben Sie so viel wie möglich hoch und lassen Sie den Sand wieder herunterfallen. Versuchen Sie dies auch im Stehen.

Führen Sie diese wirkungsvolle Übung mit trockenem wie auch nassem Sand aus.

74

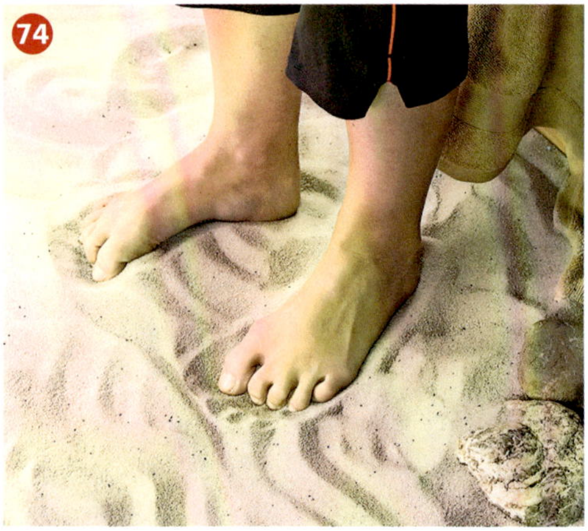

75

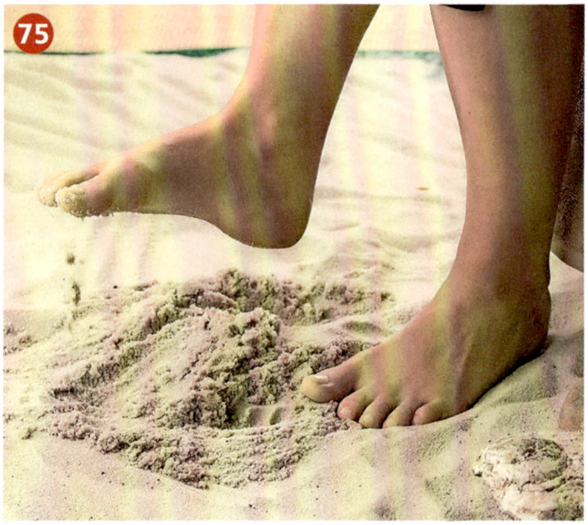

Übung 2

Setzen Sie sich auf den Liegestuhl.

76 Ziehen Sie den rechten Vorfuß hoch und spreizen Sie die Zehen; gleichzeitig krallen Sie die Zehen des linken Fußes in den Sand. Dann den linken Vorfuß anheben und sich mit den Zehen des rechten Fußes in den Sand eingraben. Immer wieder wechseln.

Übung 3

Diese Übung können Sie im Sitzen oder Stehen ausführen. Buddeln Sie mit einem Fuß (Ferse und Vorfuß im Wechsel) Löcher in den Sand. Wechseln Sie immer wieder die Füße ab und graben Sie neue Löcher.

Übung 4

Diese Übung ist im Sitzen und Stehen ausführbar. Wenn Sie stehen, zuerst das Gewicht auf ein Bein verlagern, dann mit dem Vorfuß des anderen Beines eine fächerförmige Bewegung im Sand ausführen. Den Vorfuß also nach außen und innen bewegen, wobei die Ferse auf der Stelle stehen bleibt. Das Bein wechseln und wiederholen.

Variation: Streichen Sie mit dem ganzen Fuß bzw. mit der ganzen Fußsohle im Sand hin und her.

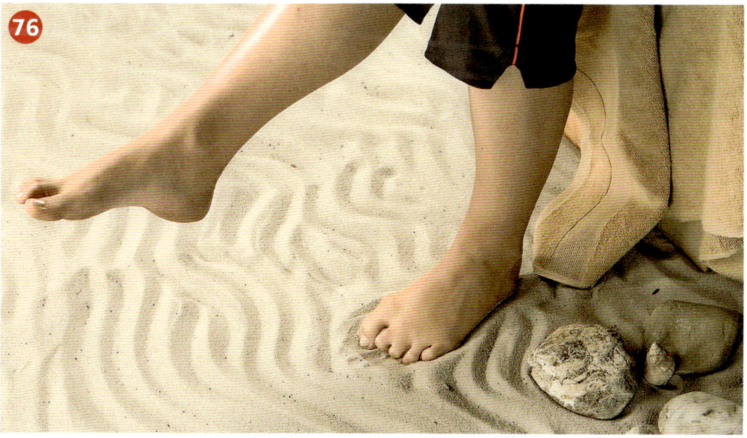

Übung 5

77 Sehr empfehlenswert im Sand ist wieder einmal der „Raupengang". Führen Sie diese Übung in trockenem sowie in nassem Sand am Wasser aus: Stehen Sie im Sand, krallen Sie die Zehen ein und bewegen Sie sich wie eine Raupe vorwärts.

Übung 6

Zum Abschluss noch eine Sandübung, die Sie im Stehen ausführen können.

Verlagern Sie das Gewicht auf ein Bein, „malen" Sie dann mit den Zehenspitzen des anderen Beines verschiedene Figuren in den Sand, beispielsweise eine Schnecke, einen Kreis, Achter-Kreise oder Zickzacklinien.

Anschließend das Standbein wechseln und mit den Zehen des anderen Fußes Figuren in den Sand „malen".

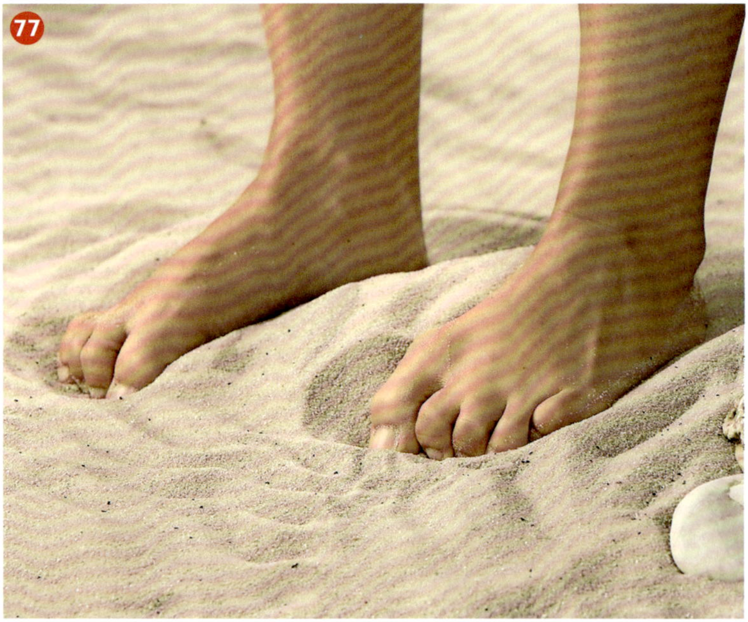

Adressen, die weiterhelfen

Deutsche Venen-Liga e. V.
Sonnenstraße 6
56864 Bad Bertrich
Tel.: 02674 1448
Kostenlose Venen-Hotline: 0800 4443335
info@venenliga.de
www.venenliga.de

Deutsche Gefäßliga e. V.
Mühlenstraße 21–25
50321 Brühl
Tel.: 02232 7699790
info@deutsche-gefaessliga.de
www.deutsche-gefaessliga.de

DGL – Deutsche Gesellschaft für Lymphologie
Lindenstraße 10
79877 Friedensweiler
Tel.: 07651 971611
post@dglymph.de
www.dglymph.de

Deutsche Gesellschaft Venen e. V.
Dr.-Carlo-Schmid-Str. 204
90491 Nürnberg
Tel.: 0911 5988600
info@DGVenen.de
www.dgvenen.de

Initiative Venengesundheit Frankfurt
Bettinastraße 64
60325 Frankfurt
Tel.: 069 284383

Kneipp-Bund e. V.
Adolf-Scholz-Allee 6–8
86825 Bad Wörishofen
Tel.: 08247 3002102
info@kneippbund.de
www.kneippbund.de

Barfußpfade
www.barfusspark.info

Venostasin
Klinge Pharma GmbH
Arzbacher Straße 78
56130 Bad Ems
www.venostasin.de

TOGU GmbH
Atzinger Straße 1
83209 Prien-Bachham
Tel.: 08051 90380
info@togu.de
www.togu.de

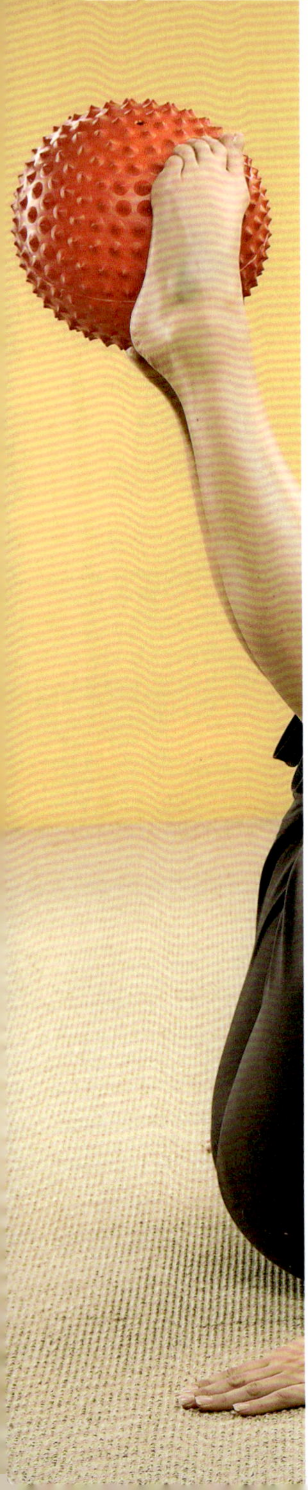

Bibliografische Information der Deutschen Nationalbibliothek
Die Deutsche Nationalbibliothek verzeichnet diese Publikation in der deutschen Nationalbibliografie; detaillierte bibliografische Daten sind im Internet über http://dnb.ddb.de/ abrufbar.

ISBN 978-3-89993-869-2 (Print)
ISBN 978-3-8426-8676-2 (PDF)
ISBN 978-3-8426-8677-9 (EPUB)

Fotos:
Alle Übungsfotos von Photo-Atelier Claudia Reiter, Dachau.
Titelfoto: gettyimages-Medioimages/Photodisc
Fotolia.com: Markus Dollinger: 1; rob3000: 24
123rf.com: jirkaejc: 73

Eine Marke der Schlüterschen Verlagsgesellschaft mbH & Co. KG
Hans-Böckler-Allee 7, 30173 Hannover
www.humboldt.de
www.schluetersche.de
2. Auflage

Lektorat: Linda Strehl, München
Layout: Groothuis, Lohfert, Consorten, Hamburg
Covergestaltung: Kerker + Baum Büro für Gestaltung, Hannover
Satz: Die Feder, Konzeption vor dem Druck GmbH, Wetzlar
Druck und Bindung: Gutenberg Beuys Feindruckerei GmbH, Langenhagen